湖湘医家

肺癌治验集萃

主 编

王 伟 邓天好 刘 珍 符 艳

学苑出版社

图书在版编目（CIP）数据

湖湘医家肺癌治验集萃/王伟等主编. -- 北京：学苑出版社，2025.2. -- ISBN 978-7-5077-7107-7

Ⅰ.R273.42

中国国家版本馆 CIP 数据核字第 20257NB254 号

出 版 人：洪文雄
责任编辑：黄小龙
书籍设计：郭建新
出版发行：学苑出版社
社　　址：北京市丰台区南方庄 2 号院 1 号楼
邮政编码：100079
网　　址：www.book001.com
电子邮箱：xueyuanpress@163.com
联系电话：010-67601101（营销部）、010-67603091（总编室）
印 刷 厂：北京兰星球彩色印刷有限公司
开本尺寸：710 mm×1000 mm　1/16
印　　张：13.5
字　　数：207 千字
版　　次：2025 年 2 月第 1 版
印　　次：2025 年 2 月第 1 次印刷
定　　价：68.00 元

编委会

主　编　王　伟　邓天好　刘　珍　符　艳
副主编　肖雪飞　王爱珍　金禹辰　刘馨怡
编　委　（按姓氏笔画排序）
　　　　　朱梦阳　刘佳琴　孙英凯　李克雄
　　　　　岑章敏　闵　锐　张青梅　张　振
　　　　　张振铭　张津露　屈新明　赵　伟
　　　　　首倩倩　夏宁俊　黄崇政　谌泽芳
　　　　　梁　晶　韩　萍　蒋雨欣　蒋　恒
　　　　　蒋敏诺　雷　洋　蔡　媛　廖智玲
　　　　　谭小宁　熊意茹　潘灵芝　潘　博

前 言

作为威胁人类生命的一大杀手——癌症，其发病率和死亡率一直是人们十分关注的问题。随着全球气候变化与环境恶化，人们生活节奏加快，工作压力增加，加之吸烟、熬夜等不良生活习惯与不良情绪增多，原发性支气管肺癌的发病率、死亡率逐年上升，严重危害人们的生命安全。原发性支气管肺癌，简称为肺癌，是起源于支气管黏膜和腺体的恶性肿瘤，分为非小细胞肺癌和小细胞肺癌两大类，是我国发病率和死亡率增长较快，对人们健康和生命威胁较大的恶性肿瘤之一。对于早期肺癌患者来说，手术是最主要、最有效的治疗手段，但大多数肺癌患者确诊时已失去手术根治的机会。中晚期肺癌患者多采用化疗、放疗、免疫、靶向等治疗手段，但是存在一定的毒副作用，使得患者无法坚持治疗，最终导致病情恶化。此时，中医药疗法是众多肺癌患者的最佳选择。当然，在肺癌的其他阶段，中医药疗法也有很多优势。

中医药文化是中华优秀传统文化，是我国的瑰宝。中医药疗法强调"天人合一""阴阳平衡"，是人们治病除疾、延年益寿的重要方法。治疗肺癌的中药，一般具有清热解毒、清热除湿、化痰散结、活血祛瘀、以毒攻毒、健脾益肾、益气养阴、扶正补虚等功效，能提高肺癌患者的免疫力，杀死肿瘤细胞，减轻放化疗不良反应，可补充西医之不足，在缓解症状、提高患者生活质量、延长患者生存期以及"增效减毒"方面具有重要作用，能够实现"带瘤生存"的目的。

惟楚有才，于斯为盛。湖湘大地，名医荟萃。古有炎帝神农氏尝百草、医圣张仲景长沙坐堂、药王孙思邈龙山采药，后有马王堆汉墓医书出土，近有湖湘中医五老李聪甫、刘炳凡、谭日强、欧阳锜、夏度衡，现有国医大师刘祖贻、孙光荣、潘敏求，时至今日，名医辈出，灿若繁星。当代湖湘医家秉承古学，思变求新，中西汇通，创新求精，谱写了湖湘中医文化的新篇章。尤其在恶性肿瘤的临床与科研方面，涌现出的优秀医家不胜枚举。他们传承湖湘中医文化的学术思想，赓续薪火，根据湖湘本地肺癌患者的发病特点，融合现代医学，活用古方、经方，在临床实践中创立新方，总结验方，为湖湘中医文化的发展作出了不可磨灭的贡献。

  本书系统地整理、分析、总结了当代湖湘医家治疗肺癌的验方验案，深入阐述了医家们运用中医药治疗肺癌的理、法、方、药，清晰地展现了医家们诊治肺癌的临证经验与学术思想，凸显了湖湘中医文化的特色。书中所有医家按照姓名笔画排序。该书即将付梓之际，感谢引用文献的作者及为本书的出版付出辛勤劳动的全体编委会成员！对于书中存在的不当和疏漏之处，敬请读者批评指正！

编者

2024 年 2 月

目录

王云启 ········· 1
   医家风采 ········· 1
   验方拾贝 ········· 1
      验方1：肺复康方 ········· 1
      验方2：桂芪葶百汤 ········· 2
   经验点睛 ········· 2
   医案采撷 ········· 3
      医案：气阴两虚，瘀毒内结案 ········· 3

王行宽 ········· 5
   医家风采 ········· 5
   验方拾贝 ········· 5
      验方：清肝宁肺汤 ········· 5
   经验点睛 ········· 6
   医案采撷 ········· 7
      医案：气阴两虚，痰热毒结，肝火犯肺案 ········· 7

王昊 ········· 9
   医家风采 ········· 9
   验方拾贝 ········· 9
      验方1：生脉散合五味消毒饮加减 ········· 9
      验方2：癌热消方 ········· 10
      验方3：喜丹汤 ········· 10
   经验点睛 ········· 11
   医案采撷 ········· 12
      医案1：阴虚毒热案 ········· 12
      医案2：气阴亏虚案 ········· 12

刘华 ……………………………………………………… 14
医家风采 …………………………………………… 14
验方拾贝 …………………………………………… 14
验方1：肺癌Ⅰ号方 ………………………………… 14
验方2：益肺消瘤方 ………………………………… 15
验方3：麦冬汤加减 ………………………………… 15
验方4：补肺汤 …………………………………… 16
经验点睛 …………………………………………… 16
医案采撷 …………………………………………… 18
医案：气阴两虚，瘀毒互结案 ……………………… 18

刘炳凡 ……………………………………………… 20
医家风采 …………………………………………… 20
验方拾贝 …………………………………………… 20
验方1：加减参苓白术散 …………………………… 20
验方2：经验方 …………………………………… 21
经验点睛 …………………………………………… 21
医案采撷 …………………………………………… 23
医案1：脾虚气弱，肺失肃降案 ……………………… 23
医案2：脾肾气虚，肺失肃降案 ……………………… 23

刘祖贻 ……………………………………………… 25
医家风采 …………………………………………… 25
验方拾贝 …………………………………………… 25
验方1：经验方 …………………………………… 25
验方2：经验方 …………………………………… 26
经验点睛 …………………………………………… 26
医案采撷 …………………………………………… 28
医案1：气阴亏虚，瘀毒互结案 ……………………… 28
医案2：痰毒蕴结案 ………………………………… 28

孙光荣 ······ 31
医家风采 ······ 31
验方拾贝 ······ 31
验方1：调气活血抑邪汤加减 ······ 31
验方2：清肺抑癌汤加减 ······ 32
验方3：扶正抑癌汤加减 ······ 33
经验点睛 ······ 33
医案采撷 ······ 34
医案1：气阴两虚，痰热蕴毒，水饮内停案 ······ 34
医案2：气阴不足案 ······ 36
医案3：气阴两虚，痰热毒郁案 ······ 36
医案4：气阴不足，痰瘀毒蕴案 ······ 37
医案5：气阴双亏，痰热互结，水饮内停案 ······ 38

吴玉华 ······ 39
医家风采 ······ 39
验方拾贝 ······ 39
验方1：经验方 ······ 39
验方2：青蒿鳖甲汤加味 ······ 40
经验点睛 ······ 40
医案采撷 ······ 41
医案1：脾胃虚弱，湿热内蕴案 ······ 41
医案2：肺阴亏虚案 ······ 41

冷祝强 ······ 43
医家风采 ······ 43
验方拾贝 ······ 43
验方：肺癌1号方 ······ 43
经验点睛 ······ 44
医案采撷 ······ 45
医案：气虚痰瘀案 ······ 45

张红 ... 47
医家风采 ... 47
验方拾贝 ... 47
验方1：血府逐瘀汤加减 ... 47
验方2：补阳还五汤加减 ... 48
验方3：葶苈大枣泻肺汤加味 ... 48
验方4：身痛逐瘀汤合补阳还五汤加减 ... 49
经验点睛 ... 49
医案采撷 ... 51
医案1：气滞血瘀，邪毒壅盛案 ... 51
医案2：气虚血瘀，瘀毒内滞案 ... 51
医案3：肝郁气滞血瘀案 ... 52

张志芳 ... 54
医家风采 ... 54
验方拾贝 ... 54
验方1：桃红四物汤合葶苈大枣泻肺汤 ... 54
验方2：景天扶正抗癌方 ... 55
验方3：益气解毒方 ... 55
验方4：百合固金汤加减 ... 56
经验点睛 ... 56
医案采撷 ... 57
医案1：肺脾气虚，瘀毒痰结案 ... 57
医案2：气阴两虚，热毒郁滞案 ... 58

欧阳锜 ... 59
医家风采 ... 59
验方拾贝 ... 59
验方1：清肺解毒方加减 ... 59
验方2：千金苇茎汤合葶苈子汤加减 ... 60
验方3：经验方 ... 60
经验点睛 ... 61

医案采撷 ... 62
  医案1：痰热郁肺，瘀毒内结案 ... 62
  医案2：瘀毒内结，肺络受阻案 ... 62
  医案3：痰热瘀阻案 ... 63

胡学军 ... 64
医家风采 ... 64
验方拾贝 ... 64
  验方1：六君子汤加减 ... 64
  验方2：肺瘤消散饮 ... 65
  验方3：肺瘤康复方 ... 65
经验点睛 ... 66
医案采撷 ... 67
  医案1：肺脾气虚，痰瘀互结案 ... 67
  医案2：肺脾气虚，瘀毒壅滞案 ... 68

柏正平 ... 70
医家风采 ... 70
验方拾贝 ... 70
  验方：肺康方 ... 70
经验点睛 ... 71
医案采撷 ... 73
  医案1：肺脾气虚案 ... 73
  医案2：气阴亏虚，瘀毒交织案 ... 74

袁长津 ... 76
医家风采 ... 76
验方拾贝 ... 76
  验方1：血府逐瘀汤加减 ... 76
  验方2：经验方 ... 77
经验点睛 ... 77
医案采撷 ... 78

医案1：肺脾气虚，瘀毒痰结案 ·· 78
医案2：瘀毒未清，痰热阻肺案 ·· 78
医案3：正气亏损，痰热阻肺案 ·· 79
医案4：痰热蕴肺案 ·· 82
医案5：外寒内饮，营血凝滞案 ·· 83

徐基平 ·· 85
医家风采 ·· 85
验方拾贝 ·· 85
验方1：补肺汤合千金苇茎汤加减 ··· 85
验方2：肺瘤方加减 ·· 86
经验点睛 ·· 86
医案采撷 ·· 87
医案：阴虚毒热案 ·· 87

黄立中 ·· 89
医家风采 ·· 89
验方拾贝 ·· 89
验方1：经验方 ··· 89
验方2：经验方 ··· 90
验方3：参苓白术散加减 ··· 90
验方4：黄土汤加减 ·· 91
验方5：经验方 ··· 91
验方6：银花麻杏石甘汤 ··· 92
验方7：麻杏石甘汤加减 ··· 92
验方8：经验方 ··· 93
验方9：补肺解毒汤 ·· 93
验方10：阳和汤加减 ·· 94
经验点睛 ·· 95
医案采撷 ·· 97
医案1：气阴亏虚，痰湿内蕴案 ··· 97
医案2：肺脾气虚，气滞血瘀案 ··· 97

医案3：肺脾亏虚，水湿内停案 ················· 98
　　医案4：脾阳亏虚案 ························· 99
　　医案5：外寒内饮，营血凝滞案 ··············· 100
　　医案6：肝气郁结案 ························ 100
　　医案7：肺脾气虚案 ························ 101
　　医案8：阳气亏虚案 ························ 101
　　医案9：肝火上炎，横逆犯肺案 ··············· 102
　　医案10：血溢脉外案 ······················· 102

曹国立 ···································· 104
　医家风采 ··································· 104
　验方拾贝 ··································· 104
　　验方：龙马攻积散 ·························· 104
　经验点睛 ··································· 105
　医案采撷 ··································· 106
　　医案：肺脾气虚，癌毒入脑案 ················ 106

曹建雄 ···································· 107
　医家风采 ··································· 107
　验方拾贝 ··································· 107
　　验方1：痛泻要方合四逆散加减 ··············· 107
　　验方2：青蒿鳖甲汤加减 ···················· 108
　　验方3：黄芪防风加味汤 ···················· 108
　　验方4：香砂六君子汤加减 ·················· 109
　　验方5：防己黄芪汤合真武汤、麻黄汤加减 ····· 110
　　验方6：养肺解毒汤 ························ 110
　　验方7：扶正解毒汤 ························ 111
　　验方8：益肺抗癌饮 ························ 111
　经验点睛 ··································· 112
　医案采撷 ··································· 113
　　医案1：肝郁脾虚案 ························ 113
　　医案2：阴虚火旺案 ························ 114

医案3：肺脾两虚，痰湿蕴结，风水瘀阻案 ………………………… 115
　　　医案4：脾胃气虚，气机上逆案 ………………………………………… 115
　　　医案5：肺脾气虚，水停毒瘀案 ………………………………………… 116
　　　医案6：风热袭表案 ……………………………………………………… 117

蒋益兰 ………………………………………………………………………… 119
　医家风采 ………………………………………………………………………… 119
　验方拾贝 ………………………………………………………………………… 119
　　验方1：肺复方加减 …………………………………………………………… 119
　　验方2：脾肾方加减 …………………………………………………………… 120
　　验方3：四君子汤合消风散加减 …………………………………………… 120
　　验方4：益肺消疹方 …………………………………………………………… 121
　　验方5：六君子汤合桔梗汤加减 …………………………………………… 121
　经验点睛 ………………………………………………………………………… 122
　医案采撷 ………………………………………………………………………… 124
　　医案1：气阴两虚，痰瘀毒结案 ……………………………………………… 124
　　医案2：脾肾两虚，瘀毒内结案 ……………………………………………… 125
　　医案3：禀赋不足，风热毒蕴案 ……………………………………………… 126
　　医案4：肺脾气虚，瘀毒内结案 ……………………………………………… 126
　　医案5：气阴两虚，风盛热毒案 ……………………………………………… 127

曾柏荣 ………………………………………………………………………… 129
　医家风采 ………………………………………………………………………… 129
　验方拾贝 ………………………………………………………………………… 129
　　验方1：补肺解毒汤 …………………………………………………………… 129
　　验方2：加味知柏地黄汤 ……………………………………………………… 130
　　验方3：小柴胡汤合止嗽散加减 ……………………………………………… 130
　经验点睛 ………………………………………………………………………… 130
　医案采撷 ………………………………………………………………………… 131
　　医案：气阴两虚，瘀毒壅盛案 ………………………………………………… 131

曾普华 ………………………………………………………………………… 133

医家风采 …………………………………………………… 133
　　验方拾贝 …………………………………………………… 133
　　　　验方：固肺消积饮 ……………………………………… 133
　　经验点睛 …………………………………………………… 134
　　医案采撷 …………………………………………………… 135
　　　　医案1：气阴亏虚，瘀毒化热案 ……………………… 135
　　　　医案2：气阴两虚，毒瘀痰结案 ……………………… 136

蔡光先 ……………………………………………………… 138
　　医家风采 …………………………………………………… 138
　　验方拾贝 …………………………………………………… 138
　　　　验方：经验方 …………………………………………… 138
　　经验点睛 …………………………………………………… 139
　　医案采撷 …………………………………………………… 140
　　　　医案：气阴两虚，痰热蕴毒案 ………………………… 140

蔡美 ………………………………………………………… 141
　　医家风采 …………………………………………………… 141
　　验方拾贝 …………………………………………………… 141
　　　　验方1：六君子汤合沙参麦冬汤加减 ………………… 141
　　　　验方2：健脾益肺饮 …………………………………… 142
　　　　验方3：益肺饮 ………………………………………… 142
　　　　验方4：益气养阴化瘀解毒方 ………………………… 143
　　经验点睛 …………………………………………………… 143
　　医案采撷 …………………………………………………… 144
　　　　医案1：气阴两虚，瘀结毒蕴案 ……………………… 144
　　　　医案2：肺脾气虚，瘀毒内蕴案 ……………………… 145

熊继柏 ……………………………………………………… 147
　　医家风采 …………………………………………………… 147
　　验方拾贝 …………………………………………………… 147
　　　　验方1：小陷胸汤、桑贝止嗽散合咳血方 …………… 147

验方2：桑贝小陷胸汤合椒目瓜蒌汤加减 …………………… 148
验方3：桑贝止嗽散加减 …………………………………… 149
验方4：生脉散合桑贝小陷胸汤加减 ……………………… 149
验方5：宣痹汤 ……………………………………………… 149
验方6：苇茎汤合小陷胸汤加减 …………………………… 150
验方7：小陷胸汤合桑贝止嗽散加减 ……………………… 151
经验点睛 …………………………………………………… 151
医案采撷 …………………………………………………… 152
医案1：肝火犯肺，痰热壅盛案 …………………………… 152
医案2：痰热壅肺，饮停于肺案 …………………………… 153
医案3：肺气上逆案 ………………………………………… 153
医案4：痰热壅肺，气滞血瘀案 …………………………… 154
医案5：湿热内蕴，痹阻经络案 …………………………… 155
医案6：痰热阻肺，肺气失宣案 …………………………… 155
医案7：肺气亏虚，痰热阻肺案 …………………………… 156
医案8：痰火蕴结案 ………………………………………… 157

黎月恒 …………………………………………………………… 158
医家风采 …………………………………………………… 158
验方拾贝 …………………………………………………… 158
验方1：犀角地黄汤加减 …………………………………… 158
验方2：肺复方、五皮饮合葶苈大枣泻肺汤加减 ………… 159
验方3：瓜蒌薤白半夏汤合二陈汤加减 …………………… 159
验方4：肺复方合肾气丸加减 ……………………………… 160
经验点睛 …………………………………………………… 160
医案采撷 …………………………………………………… 161
医案1：肺阴亏虚，热盛伤阴案 …………………………… 161
医案2：脾肾阳虚，水湿内停案 …………………………… 163
医案3：痰湿蕴肺案 ………………………………………… 164
医案4：脾肾阳虚，肺气不足案 …………………………… 165
医案5：气阴两虚，瘀毒内结案 …………………………… 166

潘敏求 ... 168
医家风采 ... 168
验方拾贝 ... 168
验方1：百合固金汤加减 ... 168
验方2：脾肾方加减 ... 169
验方3：肺复方合扶正抑瘤方加减 ... 169
验方4：生脉散合沙参麦冬汤加减 ... 170
验方5：六君子汤加减 ... 170
验方6：金匮肾气丸加减 ... 171
验方7：桃红四物汤加减 ... 171
验方8：扶正抗癌方 ... 172
验方9：金石清解方 ... 172
验方10：癌复康方加减 ... 173
经验点睛 ... 173
医案采撷 ... 175
医案1：气阴两虚，邪毒蕴结案 ... 175
医案2：脾肾两虚，瘀毒内结案 ... 176
医案3：肺气阴虚，血瘀毒结案 ... 177
医案4：脾肾亏虚，瘀阻毒蕴案 ... 178

参考文献 ... 180
现代湖湘名中医治疗肺癌的方药规律研究 ... 186

王云启

医家风采

王云启（1963— ），男，主任医师，硕士研究生导师，湖南省名中医，湖南省老中医专家学术经验继承工作指导老师，任中华中医药学会肿瘤专业委员会委员、中国医师协会中西医结合医师分会肿瘤病学专家委员会常务委员、湖南省抗癌协会中西医整合肿瘤专业委员会主任委员等，擅长鼻咽癌、肺癌、胃肠癌、肝癌、乳腺癌、恶性淋巴瘤、肾癌、妇科肿瘤及脑肿瘤等疾病的中医、中西医结合治疗及运用中医药减轻放、化疗毒副作用等。

验方拾贝

验方1：肺复康方

[方药] 黄芪、白术、陈皮、谷芽、麦芽、鸡内金、山药、薏苡仁、百合、赤芍、丹参、绵麦冬、桑白皮、瓜蒌皮、龙葵、七叶一枝花、半枝莲、苍术、神曲、山楂炭、僵蚕。

[功效] 益气养阴，化瘀解毒。

[主治] 肺癌之气阴两虚，瘀毒阻滞证。

[用法] 水煎，每日1剂，分2次温服。

[方义] 此病证多因肺癌手术损伤，耗气伤津失血所致，多表现为气阴两虚之象，临床可见胸胁痛、咳嗽、痰少、头晕、乏力、精神不振、口干、五心烦热、夜间盗汗、头痛等。治法上既补益肺之气阴，又祛痰瘀毒邪，采用肺复康方治疗，攻邪扶正。方中黄芪、白术益肺气；苍术、陈皮健脾理气、

祛湿化积，杜生痰之源；麦芽、谷芽、鸡内金、神曲健脾理气；百合、麦冬养阴止咳；赤芍、丹参、山楂炭活血化瘀止痛；七叶一枝花、半边莲、龙葵抗癌解毒；桑白皮泻肺平喘；僵蚕、瓜蒌皮祛痰。全方健脾益肺，培土生金，治病追本溯源，可获显效。

验方2：桂芪葶百汤

[方药] 桂枝、生黄芪、制半夏、百合、白术、茯苓、黄芩、葶苈子、龙葵、瓜蒌壳、莪术、甘草。

[功效] 益气温阳，散结泄水。

[主治] 肺癌并胸腔积液之肺气亏虚证。

[用法] 水煎，每日1剂，分2次温服。葶苈子包煎。

[方义] 正气虚损，邪毒乘虚入肺，导致肺脏功能失调，宣降失司，气机不利，血行受阻，津液失于输布，津聚为痰，痰凝气滞，瘀毒胶结，日久形成肺积之胸水。王教授认为，治疗肺癌胸水宜散，不宜攻，以温药治之，予桂芪葶百汤治疗。方中桂枝温阳化气，阳气充则饮化；黄芪益气健脾、利水消肿；黄芩清热燥湿、泻火解毒、利尿；半夏燥湿化痰、消痞散结；瓜蒌皮清肺化痰、利气宽胸；葶苈子泻肺行水、祛痰平喘；龙葵散瘀消肿、解毒抗癌；白术、茯苓益气健脾化湿；莪术活血散结；百合养阴润肺。全方以温阳益气、散结泄水为主，兼解毒清热，能有效治疗癌性胸水。

经验点睛

《医法圆通》记载："阳统乎阴，阳者阴之主也，阳气流通，阴气无滞。"王教授认为，肺癌患者多因虚致病，脏腑气血阴阳亏损，肺脾肾亏虚，加之外邪乘虚而入，痰瘀毒结，虚实交织，日久成肺积。临床上肺癌多为气阴亏虚、阳虚寒凝证。大多数肺癌患者确诊时已为晚期，此时已经无法进行手术治疗，故常采用中医药治疗。对于以阴虚热毒为主的晚期肺癌患者，临床常以肺复方（肺复康方）养阴润肺、清热解毒，并随症加减治疗，多可获效。

肺复方：百合、生地黄、玄参、当归、沙参、麦冬、赤芍、丹参、桑白皮、黄芩、重楼、白花蛇舌草、臭牡丹等。临证加减：气短乏力者加黄芪、党参益气；胸痛、舌紫暗有瘀斑者加桃仁、红花、川芎活血化瘀；咳痰血者加蒲黄炭、藕节炭、仙鹤草止血；胸水者加龙葵、葶苈子利水；痰多者加生胆南星（久煎）、生半夏（久煎）祛痰；低热者加银柴胡、地骨皮退热；高热者加生石膏清热；食纳差者加山楂、谷麦芽消食；骨转移患者，兼以补肾强骨。其常运用蜈蚣、僵蚕、土鳖虫、壁虎、炮山甲等虫类药加强攻邪之力。临床研究证实，肺复方加减治疗非小细胞肺癌患者能缓解咳嗽、胸痛、气促等症状，提高患者的生存率，缩小病灶，增加体质量。

医案采撷

医案：气阴两虚，瘀毒内结案

[资料] 患者，女，60岁。

[初诊] 2011年4月29日。主诉：肺癌术后化疗后3年余。患者自诉2007年6月体检时发现肺部占位，于6月7日入住当地某医院，行CT等相关检查，诊断为左上肺肺癌，于6月12日在全麻下行根治术，术后病检示：左上肺中分化腺癌。7月4日至9月9日在他院行TP方案化疗4个周期，化疗后出现Ⅰ度骨髓抑制，经对症支持治疗后好转。于2008年9月8日行骨扫描示骨转移，其后多次行唑来膦酸及云克护骨等治疗，诊断为原发性支气管肺腺癌综合治疗后PT2N0M1骨转移Ⅳ期，病情得到控制。2010年7月7日复查CT发现右下肺数个小结节，性质待定，疑双肺转移。后多次复查胸部CT示右肺小结节无明显变化。现症见：神志清楚，咳嗽，痰少难咳出，右胸隐痛，伴有胸闷，无气促，口干，五心烦热，夜间盗汗，头晕，乏力，无畏寒、头痛等，精神不振，夜寐尚可，食纳欠佳，大便结，小便调，舌暗淡，苔少，脉细数。西医诊断：肺癌。中医诊断：肺积；辨证：气阴两虚，瘀毒内结证。治法：益气养阴，化瘀解毒。处方：肺复康方加减。方药组成：黄芪50g，白术30g，陈皮15g，谷芽30g，麦芽30g，鸡内金20g，山药30g，薏苡仁30g，百合30g，赤芍30g，丹参30g，绵麦冬15g，桑白皮30g，瓜蒌皮20g，龙葵

30g，七叶一枝花 30g，半枝莲 30g，苍术 30g，神曲 30g，山楂炭 30g，僵蚕 18g。7 剂，每日 1 剂，水煎，分 3 次温服。

[二至七诊] 2011 年 5 月至 2013 年 11 月。患者采用肺复康方加减治疗后病情逐渐好转，右胸隐痛较前缓解，咳嗽减轻，食欲改善，效不更方，遂一直服用本方随症加减，以巩固疗效。

王行宽

医家风采

王行宽（1939— ），男，主任医师，教授，博士研究生导师，全国名中医，全国老中医药专家学术经验继承工作指导老师，全国名老中医传承工作室建设专家，湖南省名中医，任中华中医药学会急诊分会委员、中华中医药学会全国脾胃急诊协作组成员等，擅长心脑、脾胃疾病及急危重症、疑难杂症的诊治。

验方拾贝

验方：清肝宁肺汤

[方药] 青黛、诃子、炒栀子、海浮石、瓜蒌皮、炒葶苈子、炙麻黄、杏仁、僵蚕、白蒺藜、甘草、紫菀、蝉蜕、牛蒡子。

[功效] 清肝泻火，化痰宁肺。

[主治] 肺癌之肝火犯肺证。

[用法] 水煎，每日1剂，分2次温服。

[方义] 此病证多因肝失疏泄，气机不畅，影响气机升降功能，气血津液疏泄失常，水液停聚生痰，血行不畅成瘀，痰、瘀、热邪等久而结聚为肺癌。临床表现为咳嗽、咳痰、呼吸短促、咯血、哮喘等，治疗以清肝泻火、化痰宁肺为法，予清肝宁肺汤治疗。方中青黛泻肝理血，散五脏郁火；栀子凉心清肝，使邪热下行；瓜蒌皮清热化痰、润肺止咳；海浮石清肺软坚化痰；炒葶苈子泻肺平喘、行水消肿；诃子清降敛肺，麻黄、杏仁降气平喘，麻黄还能发散郁火，其辛温之性防苦寒药伤胃，三药配伍，升降、宣发、收敛并用，

复肺气之宣降功能；紫菀温肺下气、化痰止咳；牛蒡子清热解毒疏风；白蒺藜平肝解郁、活血祛风；僵蚕、蝉蜕祛风。诸药合用，肝肺安宁，肺肃降有常，其症自止。

经验点睛

王教授认为，肺癌的病机有两方面：一是痰瘀内结，烟毒熏灼，恶变酿毒；二是痰热瘀毒，久结更深，气阴耗伤。吸烟是肺癌最重要的危险因素。烟草属有毒之物，肺为娇脏，烟毒长期熏灼，势必损伤肺体及肺络，影响肺的功能，致痰瘀内结于肺。烟毒具有火热之性，炼肺津成痰，肺为贮痰之器，痰液久蕴化热，血液亦受炼成瘀。正如朱丹溪所说："凡人身上中下有块者，多是痰。"王清任亦曰："气无形不能结块，结块者必有形之血也。""血受寒则凝结成块，血受热则煎熬成块。"痰瘀互结，烟熏酿毒，日久为癌。故肺癌之关键病机为痰热瘀毒内结于肺。其起病隐匿，病程日久，毒根深种，若热炼痰久，津枯痰脓，则咳嗽吐痰，多见痰少黏稠；久病见瘀，肺络瘀阻，舌多暗；肺络受热毒灼伤，血随痰出，可见痰中夹血；肺朝百脉，肺之痰毒随血脉向胸膜、淋巴结、肝、脑等多处侵蚀，致使脏腑功能失常，经络阻滞不通而发生转移。且痰热瘀毒日久必损耗肺之气阴，加之手术、放化疗等方法的使用，更易损伤正气。因此，晚期肺癌患者多见邪实正虚之象。

王教授言："恶痰晚成，必兼肝郁"，强调肝木失疏在肺癌的形成过程中起着关键作用。如临床可见咳嗽为咽痒易咳，反复频作，是风木善变之征兆。"肝生于左，肺藏于右"，肝与肺共同参与人体气血津液的疏泄运转。肝主疏泄，调畅气机，肺主行水，主呼吸与一身之气，肝气宜升发，肺气宜肃降，二者一升一降，循环周转，相互影响。肝失疏泄，气机不畅，影响肺主水功能，致气血津液疏泄失常，则水液停聚生痰，血行不畅成瘀，痰、瘀、热邪久而结聚为癌。因此，临床常采用清肝宁肺汤从肝治疗肺癌，临床可获显效。全方以清肝、疏肝、平肝为主，如以青黛、栀子、天竺黄等清肝，天麻、钩藤、白蒺藜、蝉蜕、僵蚕等平肝，郁金、延胡索等疏肝，通过清肝火、疏肝气、平肝阳、养肝阴等方法使肺金安宁，肺气宣发肃降功能正常，则诸症可除。

总而言之，王教授临床治疗肺癌强调五要点：一是清补兼施，标本兼顾；二是清肝宁肺，肺肝同治；三是顾护胃气，坚守根本；四是注重情志，整体调理；五是随证施治，灵活用药。临床处方用药平衡正邪，扶正祛邪，攻邪不宜势猛，补虚不宜滋腻，防留邪伤正。尤需辨证论治，整体调治，灵活变通，不可拘泥于常见证型，并要从生活习惯、饮食、情志等方面进行调治。

医案采撷

医案：气阴两虚，痰热毒结，肝火犯肺案

[资料] 患者，男，58岁。

[初诊] 2016年9月19日。右上肺腺癌（高-中分化腺癌）术后1个月余，未行化疗。现症见：咳嗽，无痰、咽痒、痒则久咳，无胸闷痛及气短，纳食一般，口干苦，嗳气，夜寐及二便均可，舌暗红，苔薄黄腻，脉小弦。西医诊断：肺癌（术后）。中医诊断：肺积；辨证：气阴两虚，痰热毒结，肝火犯肺证。治法：益气养阴，清热豁痰，泄毒化瘀，清肝宁肺。处方：清肝宁肺汤加减。方药组成：南、北沙参各15g，青黛5g，炒山栀10g，诃子10g，瓜蒌皮10g，浙贝母10g，海浮石10g，甘草5g，牛蒡子10g，蝉蜕10g，僵蚕10g，紫菀10g，炒葶苈子10g，炙麻黄10g，杏仁10g，山慈菇10g，重楼15g，丹参15g。14剂，每日1剂，水煎，分2次温服。

[二诊] 2016年9月28日。患者服药后咳嗽明显减轻，咽痒亦除，无痰，胸痛不闷，无气短，纳食一般，口干苦，大便调，舌暗红，苔薄黄，脉弦小。前方有效，续拟原方加减治疗。处方：南、北沙参各15g，青黛5g，炒山栀10g，诃子10g，海浮石10g，浙贝母10g，瓜蒌皮10g，炙麻黄5g，杏仁10g，炒葶苈子10g，甘草3g，牛蒡子10g，蝉蜕10g，僵蚕10g，山慈菇10g，重楼10g。14剂。

[三诊] 2019年8月1日。患者三诊前间断服用上方，症状好转，定期复查胸部CT，病史同前。现症见：咳嗽已微，无痰，咽微痒，痒则咳，胸闷气

短，纳馨，口干，大便成形，2日一行，舌暗红，苔薄黄腻，脉小弦滑。仍辨证为气阴两虚，痰热瘀毒互结证。予以原方加减治疗。处方：南、北沙参各15g，百合20g，炙麻黄5g，杏仁10g，牛蒡子10g，蝉蜕10g，僵蚕10g，浙贝母10g，瓜蒌皮10g，天竺黄10g，山慈菇10g，重楼10g，桑白皮10g，黄芩10g，青黛5g，蛤壳10g，甘草5g。10剂。

王 昊

医家风采

王昊（1975— ），男，主任医师，硕士研究生导师，湖南省中医文化科普专家，任世界中医药学会联合会肿瘤外治法专业委员会理事、湖南省中医药和中西医结合学会血液病专业委员会常委、衡阳市抗癌协会肿瘤靶向治疗专业委员会副主委、衡阳市医学会癌症康复与姑息治疗专业委员会副主委等，擅长中西医协同治疗肺癌、乳腺癌、胃癌、结直肠癌、宫颈癌、淋巴瘤等恶性肿瘤。

验方拾贝

验方1：生脉散合五味消毒饮加减

[方药] 白参、黄芪、白术、矮地茶、五味子、百合、生地黄、玄参、当归、龙葵、臭牡丹、麦冬、白芍、旋覆花、紫菀、露蜂房、半枝莲、甘草、浙贝母。

[功效] 清热解毒，养阴生津。

[主治] 肺癌之阴虚毒热证。

[用法] 水煎，每日1剂，分2次温服。

[方义] 肺为娇脏，喜润恶燥，气滞、血瘀、痰凝等毒邪积于肺部，久之成有形之块，耗气伤阴而成肺癌之阴虚毒热证。临床常见胸部疼痛，夜间为甚，咳嗽，痰中夹血丝，血色鲜红，心烦，盗汗，纳食少，夜寐差，口干，小便少，大便干，舌红，苔少，脉数等。治疗采用养阴清热解毒法，予以生

脉散合五味消毒饮加减。方中生地黄、玄参、麦冬清热养阴；白参、黄芪、白术补虚扶正；紫菀、浙贝母止咳化痰；矮地茶化痰止咳、清利湿热、活血化瘀；半枝莲清热解毒化瘀；五味子敛肺生津止渴；百合养阴润肺；当归、白芍养血活血；龙葵、臭牡丹清热解毒、散瘀消肿；旋覆花化痰止咳、降气止呕；露蜂房解毒散瘀消结；甘草调和药性。诸药合用，攻补兼施，使得气阴得补，热毒得散，标本兼顾，疗效确切。

验方2：癌热消方

[方药] 生地黄、青蒿、白薇、西洋参、鱼腥草、三七、连翘、白术、白茅根、甘草。

[功效] 养阴透热，解毒扶正。

[主治] 肺癌发热之气阴亏虚证。

[用法] 水煎，每日1剂，分2次温服。

[方义] 发热是肺癌的主要症状，其病机为放疗、化疗及靶向治疗等外来火热毒邪侵入，火热邪气损耗气阴，加之癌毒侵蚀，日久耗气伤阴，故而发热。王教授临床以癌热消方作为滋阴透热的基础方，并配合健脾扶正类药物，在退热的同时还可扶助正气，正邪兼顾。方中西洋参补气养阴、清火生津；生地黄清热滋阴生津；青蒿清虚热、退骨蒸；白薇清热凉血解毒；鱼腥草、连翘清热解毒；三七活血化瘀止痛；白茅根清热凉血；白术甘温健脾，防诸药寒凉伤胃；甘草调和诸药。全方共奏养阴透热、解毒扶正之功，符合中晚期肺癌发热之病机。

验方3：喜丹汤

[方药] 喜树果、山豆根、川芎、丹参、灵芝、茯苓、白及、生黄芪、甘草。

[功效] 扶正祛邪，解毒散结。

[主治] 肺癌之正气亏虚，瘀毒内结证。

[用法] 水煎，每日1剂，分2次温服。

[方义] 正虚邪盛是肺癌的根本病机。喜丹汤方中喜树果活血化瘀、抗癌

散结；山豆根清热解毒；川芎、丹参活血祛瘀；灵芝、黄芪益气扶正固本；茯苓化痰利湿；白及止血消肿；甘草调和诸药。全方具有清热解毒、化痰利湿、活血化瘀、培本扶正的作用，扶正祛邪，不仅有抗癌作用，还能提高肺癌患者的生存率。尤其是对于使用放化疗的肺癌患者，该方能有效降低放化疗的毒副作用，起到增效减毒的作用。

经验点睛

肺癌发生的因素较多，最常见的是烟毒秽气、六淫之邪、四时不正之气及外来毒邪等，这些外因侵入肺脏，羁留不去，损伤肺络，致瘀毒阻络而成肺癌。毒、热、虚是肺癌发生发展的重要因素。王教授认为，临床上大多数肺癌患者具有长期的吸烟史，并采用放化疗、靶向及手术等治疗方式，化疗药物本属火热毒邪，此皆外来火热毒邪，加之内有肿瘤耗损，火热毒邪聚于胸中，日久耗气伤阴，故形成气阴亏虚兼毒热之证。阴虚毒热型肺癌患者常见发热、咳嗽少痰或无痰、低热盗汗、口渴、胸中烦闷、纳寐差、大便干结、小便黄、舌红、苔黄、脉数大或细数等，以养阴清热解毒为法，方以生脉散合五味消毒饮加减治疗。生脉散补肺益气、养阴生津；五味消毒饮清热解毒、消肿散结。两方联合清热解毒、益气养阴，可缓解气阴亏虚的症状。在此基础上临床需灵活化裁用药。考虑癌肿本身因素，加入臭牡丹、土茯苓等抗癌消肿；咳嗽气促则加浙贝母、矮地茶等止咳化痰；咯血则加血余炭、白茅根等止血；肺癌久病者，必有脾胃损伤，故加茯苓、白术等强脾胃之功；疼痛者加木香、香附、乌药等理气止痛，并防补药滋腻碍胃。这不仅能够缓解肺癌气阴亏虚兼热毒的症状，改善患者生活质量，还能起到抗复发转移的作用。

中晚期肺癌患者易出现发热症状。此期患者的病情较为严重，且容易进展，加之放化疗及靶向治疗方法的使用，导致热毒积聚，加之癌毒本身耗气伤阴，水不制火而发热。其病因病机错综复杂，但以气阴亏虚，虚阳浮越，脾胃虚弱，正气不足为核心病机。这类患者呈现出高热或低热、夜间或劳累后加重、消瘦、神疲乏力、口渴欲饮、潮热盗汗或自汗、舌红、苔少、脉细弱等，王教授临床以癌热消方作为基础方，在滋阴透热的基础上配合健脾扶正药,随症加减,疗效颇佳。

医案采撷

医案1:阴虚毒热案

[资料] 患者,男,58岁。

[初诊] 2019年1月14日。患者于2018年9月27日查出高分化鳞状细胞癌。现症见:神疲乏力,精神欠佳,阵发性咳嗽,咳黄色黏痰,无咯血及胸痛,活动后气促,休息可缓解,潮热盗汗,口干,夜寐差,纳少,小便少,大便干结,舌红,苔黄,脉数。西医诊断:肺癌(左上肺中央型,高分化鳞癌),纵隔、肺门淋巴结转移。中医诊断:肺积;辨证:阴虚毒热证。治法:清热解毒,养阴生津。处方:生脉散合五味消毒饮加减。方药组成:白参15g,黄芪15g,白术(漂)10g,矮地茶15g,五味子6g,百合10g,生地黄15g,玄参15g,当归15g,龙葵15g,臭牡丹15g,麦冬15g,白芍15g,旋覆花10g,紫菀15g,露蜂房6g,半枝莲15g,甘草6g,浙贝母15g。7剂,500ml水煎,每日1剂,早晚温服。并嘱患者戒烟,适当运动,清淡饮食。

[二诊] 2019年3月2日。患者精神改善,服药后咳嗽咳痰、乏力减轻,活动后无气促,口稍干,纳食增,夜寐安,大便干,小便正常,舌淡红,苔黄,脉细数。予原方加火麻仁12g。14剂。

[三诊] 2019年4月26日。患者服药后症状明显改善,无盗汗,纳寐可,二便调。予原方14剂巩固治疗。

[随访] 此后患病情改善,无不适症状。

医案2:气阴亏虚案

[资料] 患者,女,68岁。

[初诊] 2019年5月10日。患者于2019年4月12日确诊为肺癌伴右锁骨上窝淋巴结转移。现症见:夜间低热,神疲乏力,咳嗽不明显,胸闷气促,活动后加重,口干,纳少,夜寐差,整晚难以入睡,夜间盗汗,小便少,大

便秘结，舌淡红，苔薄，脉弦细。西医诊断：肺癌，右锁骨上窝淋巴结转移。中医诊断：肺积；辨证：气阴亏虚证。治法：养阴透热，解毒扶正。处方：癌热消方加减。方药组成：生地黄20g，青蒿20g，白薇10g，太子参30g，泽泻10g，牡丹皮10g，玉竹10g，玄参10g，山药20g，茯苓15g，延胡索20g，麦冬20g，乌药10g，百合20g，南沙参15g，桑叶10g，山银花12g，浙贝母20g，银柴胡10g，甘草6g。7剂，400ml水煎，每日1剂，早晚温服。

[二诊] 2019年5月17日。患者服药后夜间发热较前改善，但仍感神疲乏力、胸闷气促，原方去山银花，加桂枝6g、黄芪30g，续服10剂。

[三诊] 2019年5月27日。患者服药后夜间已无明显发热，体温37.6℃，精神可，无明显咳嗽、胸闷、气促等症状，纳寐可，偶有颈肩臂疼痛，原方去银柴胡，加桑枝10g，续服14剂。

[四诊] 2019年6月13日。患者服药后无发热，颈肩臂疼痛好转。继服14剂。

[随访] 患者病情稳定，无不适症状。

刘 华

医家风采

刘华（1967— ），女，主任医师，教授，硕士研究生导师，任世界中医药学会联合会肿瘤专业委员会常务理事、世中联肿瘤精准医学会常务理事、湖南省抗癌协会中西医整合肿瘤专委会副主委、湖南省中医药信息学会肿瘤防治专委会副主委、湖南省中医药和中西医结合学会肿瘤专业委员会常委等，擅长肺癌、消化系统肿瘤、妇科肿瘤、鼻咽癌、癌痛等恶性肿瘤及其并发症的中西医诊治。

验方拾贝

验方1：肺癌Ⅰ号方

[方药] 党参、太子参、黄芪、黄芩、玄参、沙参、白芍、麦冬、丹参、乳香、没药、三棱、莪术、龙骨、牡蛎、柴胡、茯苓、白术。

[功效] 益气养阴，解毒散结祛瘀。

[主治] 肺癌之气阴两虚，瘀毒内结证。

[用法] 水煎，每日1剂，分2次温服。

[方义] 本病证多因患者年老体衰，脏腑虚损，耗气伤津，损伤肺脾，肺气壅郁，宣降失司，积聚成痰成毒，痰凝气滞，瘀阻经脉所致。故肺癌的主要病机特点为虚、痰、瘀、毒，虚则以气虚、阴虚、气阴两虚多见，实则以痰凝、血瘀毒结多见。临床常表现为咳嗽咳痰，胸闷气促，易出汗，食少纳差，舌红，苔薄黄，脉细等。刘教授根据该病的病因病机，治法以补益气阴

为主，兼以化瘀解毒、消肿散结，临床采用肺癌Ⅰ号方治疗。方中黄芪、党参补脾益肺、健运脾胃；玄参、沙参、麦冬、太子参益气养阴；茯苓、白术益气健脾、化痰除湿；乳香、没药、三棱、莪术破血消瘀、软坚散结；丹参活血化瘀、凉血消痈；白芍敛阴止汗；龙骨、牡蛎软坚散结消积；黄芩清热解毒；柴胡疏肝理气。诸药合用，共奏益气养阴、清热解毒、化痰祛瘀、散结消肿之功，正气复，邪气除，诸症可解。

验方2：益肺消瘤方

[方药] 人参、百合、天冬、黄芪、白芍、熟地黄、枇杷叶、鱼腥草、半枝莲、贝母、石见穿、丹参、郁金、瓜蒌、血蝎、蜈蚣。

[功效] 益气养阴，润肺止咳，祛瘀散结。

[主治] 肺癌之气阴两虚，肺络瘀阻证。

[用法] 水煎，每日1剂，分2次温服。

[方义] 本病证多由邪气犯肺，宣降失职，气血津液结聚，日久蕴热生毒，热毒伤阴耗气而成肺癌之气阴两虚、肺络瘀阻证。临床多见咳嗽、气喘、纳差、疲乏、胸痛、咯血等诸症。清代顾松园曰："烟为辛热之魁。"肺癌患者多为吸烟之人，易燥热，热盛伤肺则发为咳嗽；痰热羁留于肺窍，伤及肺络，则咯血；痰瘀互结，气血阻滞，则胸痛。刘教授针对此病证临床采用益肺消瘤方治疗。方中人参、黄芪补肺益脾、生津；天冬、百合养阴润肺，百合又能清心止咳，天冬还可清肺养阴生津；白芍、熟地黄滋阴补血；枇杷叶、贝母止咳；鱼腥草、半枝莲清热解毒；石见穿活血化瘀、清热利湿、散结消肿；丹参、郁金、血蝎活血祛瘀；蜈蚣攻毒散结、通络止痛；瓜蒌宽胸行气。诸药合用，共奏益气养阴、润肺止咳、祛瘀散结、通络止痛之效，攻癌扶正，标本兼治。

验方3：麦冬汤加减

[方药] 麦冬、沙参、天花粉、桑白皮、太子参、黄芪、焦山楂、焦神曲、焦麦芽、五味子、墨旱莲、女贞子。

[功效] 补益肺肾。

[主治] 肺癌之肺肾阴虚证。

[用法] 水煎，每日1剂，分2次温服。

[方义] 此病证多见于老年肺癌患者，此类患者素有气阴亏虚，又受烟毒久扰，肺之气阴亏虚为其本，痰凝、血瘀、毒结为其标，虚实夹杂，遂成肺癌。临床可见咳嗽、无痰或咳少量白色黏腻痰、痰中带血或咯血、胸痛、胸闷气促、发热、消瘦等。刘教授从肺痿论治老年晚期肺癌，以补肺脾肾之虚为主，兼攻痰瘀毒之实邪，采用麦冬汤加减治疗。方中以麦冬、沙参、天花粉、桑白皮等润肺金、泻肺火、补真阴；太子参、黄芪扶正补虚；焦山楂、焦神曲、焦麦芽等健脾消积；五味子、墨旱莲、女贞子等补益肾阴。全方配伍，中州健运，肾水有源，则气阴得复，正气强盛，御邪外出，则病症可除。

验方4：补肺汤

[方药] 党参、黄芪、五味子、紫菀、桑白皮、熟地黄。

[功效] 补肺益气，降逆止咳。

[主治] 肺癌之肺气虚弱证。

[用法] 水煎，每日1剂，分2次温服。

[方义] 本病证多见于中老年肺癌患者，此类患者素有正气虚弱，又逢毒邪入侵，正虚邪实，病程迁延，遂成肺癌之肺气虚弱证，其中气虚又以气阴亏虚为主。临床可见咳嗽气短、咳白稀痰、神疲乏力、面色㿠白、形体消瘦、恶风等。刘教授针对此病证临床予以补肺汤扶助肺气。方中党参、黄芪健脾益气，培土生金，可补益肺气；熟地黄、五味子滋补肾水，防肺气损伤；五味子敛肺止咳；桑白皮甘寒泻肺，防诸补药化热；紫菀润肺化痰、止咳平喘。全方用药精简，肺脾肾同补，正气旺盛，则邪气自消。

经验点睛

刘教授认为，无虚不成瘤，肺虚是肺癌发生发展的根本内因，故治疗根本在于补肺，兼以健脾益肾。其临床常以补肺汤为基础方补益肺气、化痰止咳。《医宗必读》记载："土旺而金生，勿拘泥于保肺"。肺固然重要，然亦不可忽视补脾与补肾。虚则补其母，故可以通过补脾来补肺。痰在肺癌的发生发展中起着关键作用，脾为生痰之源，肺为贮痰之器，故祛痰不仅局限于治肺，亦要重视脾的治疗，通过健脾来祛除生痰之源而治疗肺癌。加之肺癌患者多有纳差、腹胀、大便不成形等症状，亦需采用益气健脾之法，故刘教授的治癌方中常用茯苓、白术、党参、麦芽等健脾之药。因气虚多以气阴亏虚为主，故处方中常伍五味子、墨旱莲、女贞子、熟地黄等补益肾阴，肾水有源，源泉有本，肺金得润。其临床采用的益肺抗癌饮、麦冬汤、肺癌Ⅰ号方等健脾益肺、滋肾润肺，兼顾补气生津、宣肺止咳、软坚散结、清热解毒等法，治疗肺癌疗效显著。并配伍白术、茯苓等健脾扶正，姜半夏、竹茹等和胃止呕，山楂、麦芽等健胃消积，预防和减轻放化疗引起的恶心呕吐等胃肠道反应。

临床研究显示，刘教授采用肺癌Ⅰ号方联合伽马刀治疗Ⅲ、Ⅳ期非小细胞肺癌30例，结果显示，该治疗方案的总有效率、生活质量评分高于单用伽马刀及中药治疗，而骨髓抑制及胃肠道反应发生率则低于其他治疗方法，说明肺癌Ⅰ号方可减轻晚期非小细胞肺癌患者伽马刀治疗的不良反应，并能稳定病灶，改善患者生活质量。而益肺消瘤汤能改善肺癌患者的体重、症状及生活质量，控制肿瘤生长，延长生存期。其采用补肺汤联合EGFR-TKI治疗非小细胞肺癌25例，结果说明联合补肺汤能有效改善患者西药不良反应腹泻情况，并且能明显提高患者生活质量。

综上所述，刘教授强调肺癌以肺脾亏虚为主，临床治疗从温补肺脾、扶正抗癌着手，兼以补益肾阴，擅用补肺汤、肺癌Ⅰ号方、益肺消瘤方、麦冬汤、益肺抗癌饮等方剂，常用药对为红景天、干姜，常用的核心处方组合为干姜、红景天、黄芪、猫爪草、白花蛇舌草、白术，既能调理气血阴阳和脏腑功能，提高免疫功能，又可清热化痰、解毒散结，减少或消灭肿瘤细胞，扶正祛邪。

关于肺癌的复发转移方面，刘教授强调了"癌毒传舍"理论。治疗原则上，一要扶正抗癌、防"传"拒"舍"，首重固本扶正。临床多采用益气养阴、健脾益肺、健脾补肾、益气养血等治法，常用沙参麦冬汤、补肺汤、归脾汤合肾气丸、八珍汤等方剂加减治疗。同时注重顾护胃气，方中常佐山药、大枣等养胃之品缓和药性，防他药伤胃；或陈皮、山楂、神曲、麦芽等助运，防滋腻碍胃。二要脾肾互补，先后相资。治疗上轻则补脾益肾，重则补肾益精填髓，临床多用归脾汤合肾气丸加减，常用鹿角霜、巴戟天、肉苁蓉、补骨脂、菟丝子、墨旱莲、女贞子、山茱萸、党参、枸杞子等补脾益肾。三要或化或消，以祛他邪。临床常用桃红四物汤、血府逐瘀汤、蒌贝二陈汤等化痰、祛瘀，夏枯草、玄参、猫爪草等软坚散结，通过祛除邪气而消散癌毒。四要病证结合，中西相合，诸法相成。临床治疗当因人而异，根据证型灵活运用诸法。其强调，扶正要无"留寇"之患，抗"癌毒"要无损正之忧，以达"以和为贵，以平为期"之目的。

医案采撷

医案：气阴两虚，瘀毒互结案

[资料]患者，67岁。

[初诊] 2015年6月5日。患者2015年1月于外院确诊为左肺鳞癌并肺内及纵隔淋巴结转移，已行化疗4个周期，复查示病灶较前缩小，因难以耐受化疗的毒副作用而转行放疗，后因放射性肺炎未完成放疗。5月底复查CT：病灶未见明显缩小。现症见：咳嗽，以干咳为主，无咯血，胸闷，活动后气促，纳食可，夜寐欠安，二便调，舌红、边有瘀斑，苔薄少津，脉细弦。西医诊断：肺癌（左肺鳞癌），肺内及纵隔淋巴结转移。中医诊断：肺积；辨证：气阴两虚，瘀毒互结证。治法：益气养阴，解毒散结。处方：沙参麦冬汤加减。方药组成：北沙参15g，麦冬15g，桑白皮15g，玉竹10g，天花粉10g，太子参20g，醋五味子10g，黄芪20g，酸枣仁30g，桔梗10g，黄芩10g，首乌藤15g，白花蛇舌草15g，猫爪草15g，山慈菇10g，红景天10g，甘草5g。15剂，水煎，每日1剂，分早晚2次温服。

[二诊] 2015年6月20日。患者服药后咳嗽较前缓解，夜寐安。续予沙参麦冬汤加减治疗。方药组成：北沙参15g，麦冬15g，桑白皮15g，玉竹10g，天花粉10g，太子参20g，醋五味子10g，黄芪20g，桔梗10g，白花蛇舌

草15g，猫爪草15g，山慈菇10g，红景天10g，甘草5g。后继续服用中药治疗。

[三诊] 2016年7月6日。患者服药后偶咳嗽，活动后稍胸闷气促，偶有胸部牵掣痛，纳寐正常，二便调，舌暗，苔薄白欠润，脉细涩。复查CT示：肺内原发病灶较前缩小，未发现肺内及其他部位新发转移灶。辨证：瘀毒互结，气阴两虚证。治法：活血化瘀，软坚散结，佐以益气养阴。处方：血府逐瘀汤加减。方药组成：当归10g，生地黄10g，桃仁10g，红花10g，赤芍10g，枳壳10g，柴胡10g，川芎10g，桔梗10g，麦冬15g，太子参10g，南沙参10g，穿破石10g，红景天10g，郁金10g，丹参10g，白花蛇舌草15g，藤梨根15g，甘草5g。服药后患者胸痛明显缓解，后继续于门诊服用中药治疗。

[四诊] 2016年11月2日。患者活动后稍气促，偶咳嗽咳痰，余无特殊不适，纳寐可，二便调，舌淡红，苔薄白，脉细。辨证：肺脾气虚，癌毒余存证。治法：健脾益肺，扶正抗瘤。处方：补肺汤加减。方药组成：党参15g，黄芪20g，五味子5g，南沙参10g，麦冬10g，熟地黄10g，紫菀10g，白术10g，款冬花10g，藤梨根15g，红景天10g，穿破石10g，过山龙5g，猫爪草15g，山慈菇10g，白花蛇舌草15g，半枝莲15g，桔梗5g，重楼10g，大枣5g，甘草5g。15剂。服药后其精神状态较前好转，仅在较强活动后胸闷，偶有刺激性干咳，患者至今坚持门诊中药治疗，每半年复查CT，肿瘤未见复发转移，带瘤生存，生活质量良好。

刘炳凡

医家风采

刘炳凡(1910—2000),男,研究员,硕士研究生导师,著名中医学家,全国名老中医药专家学术经验继承工作指导老师,湖南省中医"五老"之一,湖南省白求恩奖章获得者,被誉为"医界楷模"。擅长运用中医药诊治内、妇、儿科疾病。

验方拾贝

验方1:加减参苓白术散

[方药] 北沙参、冬瓜子、山药、薏苡仁、茯苓、紫丹参、白及、土贝母、炙甘草、冬虫夏草、白英、田三七。

[功效] 健脾固本,清肺化痰。

[主治] 肺癌之脾虚气弱,肺失肃降证。

[用法] 水煎,每日1剂,分2次温服。

[方义] 癌肿耗损人体正气,伤及肺脾之气,且晚期肺癌患者经放化疗、靶向等治疗后,肺脾之气更虚,导致肺脾功能障碍,故而易产生脾虚气弱,肺失肃降证。脾胃乃后天之本,脾气虚弱则后天生化无源,运化无力,肺气的宣发肃降功能依赖于脾气的正常运行,故脾气虚则肺气不利,临床常表现为胸闷、气促、胸痛、神疲乏力、纳差、舌淡红、苔薄白、脉弦缓等。刘老常以参苓白术散为基础方加减益气健脾利湿、培土生金。方中北沙参养阴清肺、益胃生津;冬瓜子润肺化痰利水;山药健脾益胃;薏苡仁、茯苓健脾利

湿；紫丹参养血安神、活血祛瘀；白及收敛止血；土贝母、白英、田三七清热解毒、散结消肿；冬虫夏草补肾益肺化痰。各药配伍，健脾补虚，除湿行滞，脾气健，肺气利，正气固，则免疫力强，诸症可消。

验方2：经验方

[方药] 党参、白术、土茯苓、炙甘草、半夏、陈皮、杏仁、款冬花、薏苡仁、山药、白及、杜仲、补骨脂、菟丝子、女贞子、仙鹤草、砂仁、鸡内金。

[功效] 健脾温肾，润肺宁血。

[主治] 肺癌之脾肾气虚，肺失肃降证。

[用法] 水煎，每日1剂，煎3次，分6次温服。

[方义] 脾胃为后天之本，肾为先天之本，先后天之本不足，生化无源，导致正气亏虚，肺气不利，则生肺癌。临床常表现为神疲乏力、胸闷气短、发热、胸痛气促、咳嗽、咳痰、咯血、舌淡红、苔白腻、脉弦小等。刘老常以健脾温肾、润肺宁血为法治疗。方中党参健脾益肺、养血生津；白术、山药健脾益气；土茯苓利湿解毒；半夏、陈皮燥湿化痰、理气消痞；杏仁、款冬花止咳平喘；薏苡仁健脾渗湿、解毒散结；白及、仙鹤草收敛止血；杜仲、菟丝子、女贞子补益肝肾；补骨脂温肾助阳、纳气平喘；砂仁、鸡内金健脾和胃。全方肺、脾、肾三脏同治，资后天以补先天，使机体阴阳平衡，从而可提高机体免疫力，缓解症状。

经验点睛

刘老认为，肺癌的病因病机多由于素体虚弱，外感六淫，肺宣降功能失常，致肺气亏虚；脾气亏虚，正气不足，无力抗邪外出，诸症叠生。刘老还强调"痰"在肺癌发生发展中的重要性。脾为生痰之源，主运化水液，脾虚不运则水湿停聚为痰饮，痰饮凝滞则气血不行，日久成瘀，痰饮与瘀血搏结而为肺积。故治痰先治脾，脾健则痰消。故刘老临床治疗肺癌常以脾胃为切入点，提出"治病必须治人，治人必须重视调理脾胃"的学术思想。脾胃健运则阴裕阳充,水湿痰饮得以运化,并有助于增强正气,提升人体免疫力,从而防止外邪侵袭。因此,治疗肺癌等恶性肿瘤,刘老认为需首顾脾胃,在此基础上分型论治。(1)肺脾气虚证:刘老常用明党参、白术、茯苓、炙甘草、法半夏、陈皮、延胡索、丹参、白芍、杏仁、紫菀、款冬花、山药、杜仲、补骨脂、砂仁、鸡内金等。形寒肢冷,加制附片、炮姜温阳止痛;大便秘结,加锁阳、肉苁蓉补肾润肠;痰难咳出,加远志、核桃肉祛痰、温肺;大便溏,加藿香化湿和胃。(2)脾阳不足证:常用药物有附子、党参、白术、茯苓、白芍、干姜、甘草、麻黄、藿香、半夏、砂仁、鸡内金、辛夷花、苍耳子、山药、益智仁等。食欲不振,欲呕,合用胃苓汤健脾和胃;发热头痛,加柴胡、黄芩和解少阳;痰黄白而稠、口干、舌红,加鲜竹沥清热化痰;咳而汗出,下肢无力,加当归、黄芪益气养血;盗汗加龙骨、牡蛎、桑叶、人参、麦冬滋阴固涩。(3)脾肾阳虚证:常用药物有山药、茯苓、肉桂、焦附子、肉豆蔻、人参、白术、黄芪、丹参、沉香、补骨脂、吴茱萸、北五味子、远志、炮姜、谷芽、鸡内金、炙甘草、款冬花等。久泄,加白术炭、益智仁健脾止泻;脘腹饱胀,浊阴不降,加砂仁、藿香化浊和胃;消化不良,加谷芽、鸡内金健脾和胃;气喘,加参须、蛤蚧纳气定喘;盗汗明显,加龙骨、牡蛎、浮小麦补虚固摄;虚劳咯血,加仙鹤草、白及、侧柏叶凉血止血;低热,加秦艽、鳖甲、银柴胡、青蒿、地骨皮滋阴清热。(4)肺肾气阴两虚证:常用药物有参须、蛤蚧、黄芪、丹参、地黄炭、麦冬、百合、天花粉、石斛、天麻、山药、麦芽、鸡内金、山茱萸、炮姜、炙甘草、杜仲、补骨脂、款冬花、远志等。表虚不固,自汗出,加浮小麦益气固表;有肾炎病史,加山药补益肺肾;双下肢酸软,加核桃肉固肾益气;盗汗,加糯米根、浮小麦益气固表;咽干咽痛,加蝉蜕、木蝴蝶利咽开音。

　　刘老指出,肺癌等恶性肿瘤在发病过程中既有全身证候,又有局部变化,其转移和复发与病灶局部及全身状态关系密切。有时单一的给药途径往往难以奏效,故主张运用内服药调理整体,配合局部用药改善局部,如此可收到事半功倍的效果。如将鲜鸡矢藤捣烂外敷痛处,有较好的止痛效果,常用于肺癌等由于肿块压迫脏器出现的剧痛;艾叶姜黄散(艾叶40g、片姜黄15g),捣碎,白酒炒热布包熨患处,适应于体表局部冷痛之肿瘤患者;荷叶洗方

（苍术 16g、荷叶 16g、骨碎补 16g）煎水洗头，适应于肿瘤化疗后引起头晕脱发者，并常配合益气补血的内服药同用。

刘老治疗肺癌等恶性肿瘤总结出四点要素：一是整体与局部的关系；二是机体素质与免疫的关系；三是辨证论治与共性个性的关系；四是精神因素与自然疗法的关系。其中，尤其需注重正气的强盛。只有正气强盛，才能御邪，治疗上以健运脾胃为第一要图，在此基础上加活血化瘀、化痰祛湿、解毒散结等药物，以增抗癌之功，如此方能提高机体免疫力，从而提高患者生存质量，延长其生存期。

医案采撷

医案1：脾虚气弱，肺失肃降案

［资料］患者，女，55岁。

［初诊］1973年10月。患者右肺门肺癌，现症见：胸闷气急，胸骨柄后隐痛，咳嗽兼见痰红，面黄怠倦，神色沮丧，纳寐差，舌淡红，苔薄白，脉弦缓无力。西医诊断：肺癌（右肺门）。中医诊断：肺积；辨证：脾虚气弱，肺失肃降证。治法：健脾固本，清肺化痰。处方：加减参苓白术散。方药组成：北沙参15g，冬瓜子15g，山药12g，薏苡仁12g，茯苓10g，紫丹参10g，白及10g，土贝母10g，炙甘草5g，冬虫夏草5g，白英30g，田三七3g。20剂，每日1剂，水煎，分2次温服。

［二诊］服药20剂后，患者胸闷气急减轻，痰红未再出现，纳寐可。仍考虑脾虚气弱，肺失肃降证，以健脾固本、清肺化痰为法。予原方继续服用20剂，

［三诊］患者呼吸均匀，未见气急，胸骨处隐痛已止。予原方去白英、冬瓜子，加白术10g、鸡内金3g健脾助化。30剂，服法同前。

［随访］直至1983年，患者生活起居如常人，未见特殊不适。

医案2：脾肾气虚，肺失肃降案

［资料］患者，男，58岁。

[初诊] 中央型肺癌患者，现症见：神疲低热，咳嗽，胸闷气短，痰涎黏滞，声嘶不爽，咳时则胸痛气促，咯血，色鲜红，有时多至100ml，影响睡眠饮食，口不干，二便如常，舌淡红，苔白腻，脉弦小。西医诊断：肺癌（中央型）。中医诊断：肺积；辨证：脾肾气虚，肺失肃降证。治法：润肺宁血，健脾温肾。处方：党参12g，白术10g，土茯苓15g，炙甘草5g，半夏5g，陈皮5g，杏仁12g，款冬花6g，薏苡仁15g，山药18g，白及12g，杜仲12g，补骨脂15g，菟丝子15g，女贞子15g，仙鹤草15g，砂仁4g，鸡内金4g。10剂，每日1剂，水煎3次，分6次温服。

[二诊] 服药后患者低热退，咳嗽减，胸痛止，咯血未再出现，仍考虑脾肾气虚，肺失肃降证，以润肺宁血、健脾纳肾为法，予原方加减续服30剂。

[三诊] 服药后，咯血止未复发，咳痰更稀，胸痛未作，声音已清朗，纳寐安。患者素有冠心病史，发则心动过速，脉律失常，胸闷气短，此次治疗过程中患者突发本病，心慌、心忡，心动过速，脉参伍不调，予归脾养心汤去木香，重用黄芪，加丹参，10剂而症状消失。

[四诊] 患者服药后症状较前改善，予党参、黄芪、丹参、炙远志、酸枣仁、龙眼肉、枸杞子，蒸猪心1个，每月服4次。

[随访] 半年后，肺癌疗效稳定，冠心病未再发。

刘祖贻

医家风采

刘祖贻（1937— ），男，主任医师，教授，研究员，国医大师，中国中医科学院学部委员，全国老中医药专家学术经验继承工作指导老师，湖南省名中医，任中华中医药学会理事、湖南省中医药学会副会长、湖南省中医药学会终身常务理事及资深委员会主任委员、湖南省中医药专家委员会副主委、加拿大中医针灸学会名誉顾问等，擅长运用中医药诊治心脑肺脾胃系统疾病、风湿免疫性疾病、肿瘤及妇儿科疾病。

验方拾贝

验方1：经验方

[方药] 臭牡丹、白花蛇舌草、丹参、延胡索、重楼、山楂、神曲、陈皮、矮地茶、火麻仁、西洋参、川贝母、麦冬、鱼腥草、枸杞子。

[功效] 清热解毒，祛瘀散结，益气养阴。

[主治] 肺癌之气阴亏虚，瘀毒蕴内证。

[用法] 水煎，每日1剂，分2次温服。

[方义] 本病证因外邪侵袭，久蕴体内，加之素体亏虚，致使肺失宣肃，气血失调而致瘀毒互结，气阴耗伤。刘老针对此证治以清热解毒、祛瘀散结、益气养阴为法。方中臭牡丹、白花蛇舌草、重楼、鱼腥草、矮地茶清热解毒、祛瘀散结；丹参、延胡索活血止痛；西洋参、麦冬、枸杞子益气养阴；川贝母润肺化痰止咳；山楂、神曲、陈皮理气健中消积。全方以祛邪为主，兼以

扶正，则邪祛正安。

验方2：经验方

[方药] 黄芪、党参、茯苓、八月札、薏苡仁、炒麦芽、山楂、香橼皮、白豆蔻、石韦、紫菀、火麻仁、厚朴、大枣。

[功效] 健脾益气，清热解毒，化痰散结。

[主治] 肺癌放化疗后之正气亏虚，痰毒热结证。

[用法] 水煎，每日1剂，分2次温服。

[方义] 此病证多见于肺癌放化疗后的患者，此时正气损伤，气机逆乱，痰热瘀毒互结，阻塞肺气，痰毒为患虽凶，然脾胃已伤，需以救护脾胃为急。故予以黄芪、党参、茯苓健脾益气、润肺生津；八月札理气活血、散瘀止痛；薏苡仁清热解毒、除湿散结；炒麦芽、山楂健脾消积，增强食欲；香橼皮、白豆蔻、紫菀理气宽中、化痰止咳；石韦凉血止血；大枣益气养血；火麻仁、厚朴润燥通便、消痰除满。全方共奏益气健脾、清热解毒、化痰散结之功。

经验点睛

刘老认为，肺癌的病机特点为虚、毒、痰、瘀，而"正虚"是肺癌发病的基础。肺癌因正气虚损，阴阳失衡，邪毒乘虚入肺，肺脏功能失调，致使气滞血瘀，痰凝毒聚，相互胶结而成肿块。因此，刘老提出治疗肿瘤的"扶正三法"，即扶正御邪、扶正祛邪、扶正安邪。扶正，即通过调理脾胃达到扶助正气的目的，正气强盛则能增强机体免疫力，从而抵御和控制肿瘤的发展，甚至祛除肿瘤。"扶正三法"以补益脾胃为先，其临床常以参芪白术散加减（党参、黄芪、白术、茯苓、山药、砂仁、薏苡仁、山楂、麦芽、鸡内金等）为基础方扶助正气。其作用有三：一则保脏腑有气血生化之源，二则助其他脏腑发挥正常功能，三则协助其他药物升降迁旋，直达病所。气阴两虚者加太子参、麦冬、石斛等益气养阴；肺阴亏损及肾者加五味子、覆盆子、山茱萸等填精益肾；瘀阻肺络者加郁金、醋延胡索、三七、全蝎等活血祛瘀；痰湿蕴肺者加陈皮、茯苓、法半夏等祛湿化痰；阴虚毒热者加太子参、桑叶、麦冬、半边莲、八月札等滋阴清热；胸痛剧烈者加全蝎、醋延胡等活血止痛；咳嗽、痰多者加矮地茶、贝母等止咳化痰；反复咯血，血色暗红者加三七、仙鹤草等止血；瘀血，伴疼痛难忍者加乳香、没药、血竭等行气活血、祛瘀止痛；水肿者加茯苓、八月札等利水消肿；纳谷不馨者加浮小麦、山楂等健脾和胃；纳差、大便稀溏者，白术改为炒白术、山楂改为山楂炭健脾益气；失眠者加茯神、牡蛎等宁心安神；气短乏力者加刺五加等补气益精。其用方中常加山楂、麦芽、鸡内金等消食和胃之品，一防药物伤胃，二助药物发挥疗效，三保护胃气。

刘老治疗肺癌遵"扶正三法"，再根据肺癌的不同西医治疗方法灵活用药。（1）手术前。早期肺癌患者常采用手术切除病灶治疗，而手术多耗伤气血阴液，因此，在手术前，中医治疗以益气健脾、消食和胃为主法，兼以养阴补血，常用药物有当归、枸杞子、生地黄、党参、黄芪等补益气血，以增强患者机体免疫力，提高患者对手术的耐受力，从而减轻手术风险，这体现了刘老"扶正御邪"的学术思想。（2）手术后。手术可损伤气血津液，正气受损，气机运行不畅，水液输布不畅为痰，血液运行不畅为瘀，进而导致痰瘀互结，治疗当顾护正气，配合化痰活血、化瘀通络之法，如药用醋延胡索、三七、法半夏、佛手、陈皮等。且肺癌术后患者常出现脘腹胀满、纳呆、便溏、完谷不化、嗳气、矢气等脾胃气虚、食阻痰滞之症状，更需以益气健脾、理气化痰为法。如此不仅能够改善术后并发症，更能防止复发转移，体现了刘老"扶正祛邪"的学术思想。（3）放疗者。对于不能耐受手术的肺癌患者常采用放疗等措施，放疗后易出现口干咽燥、口苦、欲饮冷水、神疲乏力、纳差、放射部位局部皮肤干硬、白细胞减少等，此乃毒损气阴所致，应治以益气健脾，配合清热解毒、养阴润肺和胃之法，或加沙参麦冬汤加味。（4）化疗者。进行化疗的肺癌患者会产生胃肠道反应、骨髓抑制及心肝肾功能异常，化疗药属于"药毒"，多为浊毒中阻、气血亏虚所致，应治以益气健脾、化浊和胃、养血解毒为法，可配合芪仙益血减毒汤加减。（5）靶向治疗者。对于使用靶向治疗的肺癌患者，治以益气健脾、消食和胃为法，可配以清热解毒、软坚散结类药物抗癌，如半枝莲，生牡蛎、八月札、白花蛇舌草等。（6）晚期者。对于已丧失手术及放化疗机会的晚期肺癌患者，既不能防邪去病，又未能祛邪愈病，只能通过扶正来安邪，以缓解症状、延长生存期为目的。治疗上注重调理脾胃，常以益气健脾、消食和胃为法，时时顾护胃气，慎用攻伐之品以伤正气，体现了刘老"扶正安邪"的学术思想。

医案采撷

医案1：气阴亏虚，瘀毒互结案

[资料] 患者，女，42岁。

[初诊] 2005年10月17日。患者于2005年7月查出右肺中央型肺癌。患者拒绝手术、放疗、化疗。现症见：咳嗽、胸闷痛、面容憔悴而略瘦，右肺呼吸音稍弱，无明显啰音，左肺呼吸音略粗，舌暗红，边有瘀斑，苔白厚腻，脉细软。西医诊断：肺癌（右肺中央型）。中医诊断：肺积；辨证：气阴亏虚，瘀毒内结证。治法：清热解毒，祛瘀散结，益气养阴，健胃消食。处方：臭牡丹60g，白花蛇舌草60g，丹参15g，延胡索10g，重楼30g，山楂15g，神曲10g，陈皮6g，矮地茶30g，火麻仁10g，西洋参（蒸兑）6g，川贝母（研末冲服）6g，麦冬10g，鱼腥草30g，枸杞子12g。7剂，每日1剂，水煎，早晚分服。

[二诊] 患者诉咳嗽、胸闷痛缓解，余症减轻。守原方酌减臭牡丹、白花蛇舌草、延胡索、鱼腥草等药物剂量，继续服用，调治善后。

医案2：痰毒蕴结案

[资料] 患者，男，66岁。

[初诊] 2011年6月17日。患者于2011年5月发现肺部肿块、颈部及双锁骨上窝肿大淋巴结（放、化疗不耐受）。现症见：面色灰黄无华，胃胀纳差，胸闷，腰痛，大便结，舌苔白，中黄而厚，脉弦细数。西医诊断：肺癌。中医诊断：肺积；辨证：痰毒蕴结证。治法：清热解毒，化痰散结。处方：黄芪30g，党参10g，茯苓10g，八月札30g，薏苡仁10g，炒麦芽30g，山楂30g，香橼皮10g，白豆蔻10g，石韦30g，紫菀15g，火麻仁10g，厚朴12g，

大枣10g。7剂,每日1剂,早晚分服。

[二诊] 胃胀满已无,纳谷正馨,大便通调,白细胞已恢复至正常水平。仍进原方7剂。

[三诊] 面色转华,锁骨上淋巴结已消,左颈尚可见。患者对中药治疗已建立信心,情绪明显好转。处方仍遵原法,加绞股蓝15g,续服7剂。

[四诊] 大便溏,矢气臭,腑气渐通,去通利之品。处方:黄芪30g,绞股蓝15g,白术10g,白豆蔻10g,八月札30g,鸡内金10g,炒麦芽30g,山楂30g,臭牡丹30g,白花蛇舌草30g,全蝎5g,甘草5g。14剂。

[五诊] 近日痔疮出血,四诊方加地榆10g,7剂。

[六诊] 入冬后,患者不胜严寒,腰痛加重,疑为骨转移痛,患者焦急不安,故以止癌痛为急。处方:黄芪30g,绞股蓝30g,白术10g,茯苓10g,白豆蔻10g,八月札30g,全蝎10g,鸡矢藤30g,醋延胡索15g,三七粉(冲服)2包,威灵仙15g,白花蛇舌草30g,臭牡丹30g,炒麦30g,山楂30g。14剂。

[七诊] 腰痛稍减,但仍难忍受,仍予六诊方,改三七片30g、醋延胡索30g,加制乳香(布包)、制没药(布包)各6g,7剂。

[八诊] 腰痛明显减轻,患者情绪亦稳定。守七诊方再服1个月,腰痛完全消失。

[九诊] 近日受寒,腰痛复作,尚可忍受,但有咳嗽、胸闷。处方:绞股蓝30g,山药30g,赤灵芝15g,全蝎10g,三七片30g,醋延胡索30g,制乳香、制没药(布包)各10g,矮地茶15g,重楼30g,蝉蜕10g,紫菀10g,甘草10g。7剂。

[十诊] 腰痛止,咳嗽稍减,气短乏力。处方:西洋参6g,绞股蓝30g,山药30g,茯苓10g,八月札30g,全蝎10g,三七片30g,醋延胡索30g,矮地茶15g,重楼30g,川贝母10g,百部15g,白花蛇舌草30g,臭牡丹30g,蝉蜕7g,山楂30g,甘草10g。7剂。

[十一诊] 咳嗽减,仍感胸闷,X线示大量胸腔积液,已抽胸水。处方:西洋参10g,绞股蓝30g,山药30g,茯苓30g,薏苡仁30g,椪木15g,矮地茶15g,重楼30g,川贝母10g,白花蛇舌草30g,臭牡丹30g,全蝎10g,三

七片30g，醋延胡索30g，甘草10g。7剂。

[十二诊] 胸闷减，复查胸片示胸水减少，又发口疮、口舌疼痛。予十一诊方加升麻15g、金银花10g，7剂。

[十三诊] 胸水明显消失，无须抽胸水，口疮愈。前方加栀子10g、龙葵15g，续服7剂。

[十四诊] 综上方加减连续服用，至2012年5月25日复查胸部CT示：肺结节明显减少，左侧少量胸腔积液。守方加减，调理已2年余，除稍咳嗽外，余无不适。

医家风采

孙光荣（1941—　），男，主任医师，教授，研究员，国医大师，首届"全国中医药杰出贡献奖"获得者，中国中医科学院学部委员，全国老中医药专家学术经验继承工作指导老师，全国老中医药专家学术经验传承工作室建设专家，任中央保健专家组成员、国家中医药管理局改革与发展咨询专家委员会委员，中华中医药学会常务理事、学术委员会副主委，北京同仁堂中医大师工作室顾问等，擅长肿瘤、妇科病、消化系统疾病、情志病等疾病的中医药防治。

验方拾贝

验方1：调气活血抑邪汤加减

[方药] 西洋参、生黄芪、紫丹参、桑白皮、冬桑叶、炙紫菀、山慈菇、天葵子、无柄灵芝、白花蛇舌草、半枝莲、鱼腥草、全瓜蒌、生薏苡仁、芡实仁、葶苈子、云茯神、炒酸枣仁、制鳖甲、仙鹤草、生甘草。

[功效] 益气养阴，清热解毒，化痰利水。

[主治] 肺癌并发转移及胸腔积液之气阴两虚，痰热蕴毒，水饮内停证。

[用法] 水煎，每日1剂，分2次温服。

[方义] 本病证多因痰热瘀毒，留滞郁肺，气机不畅，上下不通，升降失调，清浊不分所致。临床上可表现为面浮、唇绀、咳嗽、咯血、腹胀、尿黄、便结、舌紫、苔微黄、脉沉细且涩等。肺癌总属本虚标实之证，治当以人为

本，以正气为先，固护人体气血津液，平衡阴阳，助益中和，在此基础上辅以解毒攻邪、祛腐生新。孙老在治疗肺癌并淋巴结与横膈转移、胸腔积液者，从益气养阴为主，清热解毒、化痰利水为辅之法入手，以经验方调气活血抑邪汤为主方加减治疗。方中西洋参、生黄芪、紫丹参动静结合，气血共调，畅和全身；桑白皮泻肺平喘、利水消肿；冬桑叶疏散风热、清肺润燥；无柄灵芝补气安神、止咳平喘；炙紫菀润肺下气、化痰止咳；山慈菇、天葵子、白花蛇舌草、半枝莲清热解毒、消肿散结；鱼腥草清热解毒、消痈排脓；全瓜蒌清热涤痰、宽胸散结；生薏苡仁、芡实仁、葶苈子等健脾利湿、泻肺定喘、下气行水；云茯神、炒酸枣仁宁心安神；制鳖甲软坚散结；仙鹤草凉血止血；生甘草调和诸药。孙老认为，肺癌初期多属于肺气不宣，肺癌术后伴胸腔积液多属痰热内阻，有转移者多为痰热互结。此时若用半夏等温燥之品，则可能加重咯血症状。因此，组方时应合理选用鱼腥草、全瓜蒌等清热化痰药，灵活配用仙鹤草等凉血止血之品防治咯血。

验方2：清肺抑癌汤加减

[方药] 生晒参、生北黄芪、紫丹参、天葵子、白花蛇舌草、半枝莲、炙紫菀、炙款冬花、生薏苡仁、珍珠母、制鳖甲、山慈菇、桑白皮、蔓荆子、生甘草。

[功效] 益气活血，祛瘀解毒。

[主治] 肺癌之正气亏虚，瘀毒内结证。

[用法] 水煎，每日1剂，分2次温服。

[方义] 此病证多见于老年肺癌患者，正气亏虚，加之感受外邪，侵袭华盖，久而瘀毒内结，形成积聚。临床主要表现为咳嗽，咳痰，胸闷气促，或伴胸痛，乏力，自汗，纳差，舌红，苔薄黄，脉弱等。当治以益气活血、祛瘀解毒之法，予清肺抑癌汤加减治疗。方中生晒参、生北黄芪、紫丹参益气活血；天葵子、白花蛇舌草、半枝莲清热解毒；炙紫菀、炙款冬花润肺下气、化痰止咳；生薏苡仁除湿排脓、解毒散结；珍珠母平肝安神；制鳖甲、山慈菇软坚散结；桑白皮泻肺平喘、利水消肿；蔓荆子疏散风热、清利头目、祛风止痛；生甘草调和诸药。全方共奏益气活血、软坚散结、抗癌消瘤之效。

验方3：扶正抑癌汤加减

[方药] 西洋参、生北黄芪、紫丹参、天葵子、山慈菇、白花蛇舌草、半枝莲、桑白皮、仙鹤草、海螵蛸、冬桑叶、麦冬、芡实仁、薏苡仁、瓜蒌壳、蜜款冬花、炙紫菀、生甘草、谷芽、麦芽。

[功效] 益气养阴，祛痰化瘀解毒。

[主治] 肺癌之气阴不足，痰瘀毒蕴结证。

[用法] 水煎，每日1剂，分2次温服。

[方义] 肺癌患者瘀毒内结，灼伤津液，肺阴不足，气随阴亏，或者手术、放化疗后，耗气伤津而致气阴不足。临床常表现为咳嗽、胸痛、痰中带血或咯血、纳差、难寐、低热、手足心热、腰背痛等。孙老认为，气阴亏虚是肺癌形成的基础，益气养阴是治疗大法，兼以祛痰化瘀解毒，临床常以扶正抑癌汤加减治疗。方中西洋参、生北黄芪、紫丹参益气活血；天葵子、山慈菇、白花蛇舌草、半枝莲清热解毒、散结消痈；桑白皮、薏苡仁、芡实仁利水除湿；仙鹤草、海螵蛸收敛止血；冬桑叶疏散风热、清肺润燥；炙紫菀、蜜款冬花、瓜蒌壳止咳化痰；麦冬养阴润肺、益胃生津、清心除烦；谷芽、麦芽健脾和胃；生甘草调和诸药。诸药合用，扶正固本、祛邪抑癌，收效甚佳。

经验点睛

孙老认为，任何癌症之发生均系人体正气先虚，脏腑阴阳失调，六淫、七情等因素诱发所致。其病位虽局限于身体某局部，但仍属全身性疾病，应将治疗全身与局部、治标与治本密切结合起来，故扶正为先，固本为要。而年老体弱、不能手术及化疗者，尤以扶正为主。其认为："中和是机体阴阳平衡稳态的基本态势，是中医临床遣方用药诊疗所追求的最高佳境。"因此，孙老临床治疗肺癌等恶性肿瘤提出了"宜扶正祛邪益中和、存正抑邪助中和、护正防邪固中和"的"中和"学术思想，并创立了基础方调气活血抑邪汤。该方由党参（或者人参、太子参、西洋参），黄芪，丹参组成，具有补气健脾、养血活血、祛瘀消积之功，治疗肺癌之正气亏虚证。方中人参类大补元气、补益脾肺、生津止渴；黄芪益气固表、利水消肿；丹参活血调经、祛瘀止痛、凉血消痈、清心除烦、养血安神。《滇南本草》谓："丹参，味微苦，性微寒。色赤，入心经。补心，生血，养心，定志，安神宁心，健忘怔忡，惊悸不寐，生新血，去瘀血，安生胎，落死胎。一味可抵四物汤补血之功"。三药合用，一调气血，二平升降，三衡出入，四审中和，共奏补气健脾、养血活血之功，可求总体气血稳态之"中和"。这三味药孙老几乎方方不离，常变的是三味药用量之比例和用药量之大小，彰显了孙老"重气血、调气血、畅气血"的基本临床思想。在此基础上辅以养阴、解毒、化痰、利水等法，创立了调气活血抑邪汤、清肺抑癌汤、扶正抑癌汤等经验方。这些经验方以扶正为先，兼以祛邪，从整体上调整脏腑功能，平衡阴阳，增强免疫功能，控制癌瘤发展，治疗肺癌及其并发症，疗效颇佳。

孙老在创立中和思想体系时提出"须遵循经方之旨，不泥经方用药"的观点，面对临床变化多端的病情，不拘泥于一方一法，灵活变通，随症用药。如针对肺癌之气阴不足证，由于肺癌的早、中、晚三期气虚或阴伤轻重程度不一，因此，在不同阶段应用的益气养阴药亦有所不同。肺肾阴虚症状明显者，治疗以益肾补肺、益气养阴扶正，清热化痰、解毒散结祛邪。病至后期气阴两虚较甚，在益气养阴的基础上应用阴阳互济之法，用温阳填精之品冬虫夏草等煮汤食用。对于气阴亏虚证，孙老尤常用西洋参，因其具益气、养阴双重功能，切合肺癌患者气阴两虚之机。并佐以女贞子、墨旱莲、天花粉等滋肾养阴，制鳖甲等软坚散结，山药、生薏苡仁、焦神曲、焦麦芽、焦山楂等健脾益气开胃。除此之外还应根据变症进行药物加减，若五心烦热者加银柴胡、地骨皮、制鳖甲以清虚热；若痰中带血者加仙鹤草、宣百合、白及粉以止血化痰。但有冠心病史者应禁用白及粉。若久咳不止者加矮地茶、麦冬、川贝母润肺止咳，但咳痰不爽者应慎用川贝母；若胸腔积液者加全瓜蒌、葶苈子、生薏苡仁化痰消饮。

医案采撷

医案1：气阴两虚，痰热蕴毒，水饮内停案

[资料] 患者，男，61岁。

[初诊]2011年4月22日。患者于2010年7月查出肺癌并转移至淋巴结与横膈,经过6个疗程的化疗,现行放疗中。现肺癌转移伴胸腔积液(放疗中)。现症见:面浮,唇绀,咳嗽,咯血,胸闷,腹胀,尿黄,便结,舌紫,苔微黄,脉沉细且涩。西医诊断:肺癌,恶性胸腔积液。中医诊断:肺积;辨证:气阴两虚,痰热蕴毒,水饮内停证。治法:益气养阴,清热解毒,化痰利水。处方:调气活血抑邪汤。方药组成:西洋参10g,生黄芪10g,紫丹参7g,桑白皮12g,冬桑叶10g,炙款冬花10g,炙紫菀10g,山慈菇10g,天葵子10g,白花蛇舌草15g,半枝莲15g,葶苈子10g,无柄灵芝5g,云茯神15g,炒酸枣仁15g,全瓜蒌10g,制鳖甲15g,生甘草5g。14剂,每日1剂,水煎,分2次温服。

[二诊]2011年5月6日。患者面部浮肿稍减,他症亦减轻,但咳痰不爽,憋气胸闷,腹胀,口干,尿黄,舌淡紫,苔黄腻,脉沉细涩。原方去炙款冬花、炙紫菀、全瓜蒌、制鳖甲,加枇杷叶10g、鱼腥草10g、生薏苡仁20g、芡实仁15g。7剂。

[三诊]2011年5月13日。患者咳喘不已,右腹胀,咽干,咳黄痰,今晨夹血,舌紫,苔少,脉弦紧。处方:生晒参12g,生黄芪12g,紫丹参7g,白花蛇舌草15g,半枝莲15g,山慈菇10g,麦冬15g,葶苈子10g,仙鹤草15g,天冬10g,浙贝母5g,炙款冬花10g,炙紫菀10g,大腹皮10g,车前仁10g,鱼腥草12g,制川厚朴6g,生甘草5g。7剂。

[四诊]2011年5月20日。患者咳痰减少,但咯血,腹胀,尿黄,浮肿,舌淡紫、边尖有齿痕,苔薄白,脉弦细。原方加木蝴蝶10g、制鳖甲15g、茯苓皮10g,并增加山慈菇、浙贝母用量,减少紫丹参用量。

[五诊]2011年9月2日。患者坚持服用原方3个月,诸症显著减轻,但咳嗽,痰稠,无咯血及痰中带血,仍有面肿及胸腔积液,舌淡,苔中心黄滑,脉细稍涩。处方:生晒参12g,生黄芪10g,紫丹参10g,白花蛇舌草15g,半枝莲15g,山慈菇10g,桑白皮10g,化橘红7g,冬桑叶10g,炙款冬花10g,炙紫菀10g,葶苈子10g,茯苓皮10g,大腹皮10g,炙远志7g,地肤子10g,全瓜蒌7g,生甘草5g。28剂。

[随访]守法守方4个月余,患者逐渐康复。

医案2：气阴不足案

[资料] 患者，女，77岁。

[初诊] 2009年9月25日。2009年7月底出现咳嗽，9月查出左侧肺癌并双肺转移。刻下症见（家属转述）：呛咳，前胸痛，痰中带血，咳时小便失禁，纳差，难寐，低热，手足心热，腰背痛，舌红。西医诊断：肺癌（左侧），双肺转移。中医诊断：肺积；辨证：气阴不足证。治法：益气养阴。处方：西洋参10g，生北黄芪10g，紫丹参7g，天葵子12g，山慈菇10g，白花蛇舌草15g，半枝莲15g，桑白皮12g，仙鹤草15g，海螵蛸15g，冬桑叶10g，麦冬15g，芡实仁15g，薏苡仁15g，瓜蒌壳6g，蜜款冬花7g，炙紫菀7g，生甘草5g，谷、麦芽各15g。14剂，水煎，每日1剂。

[二诊] 患者服原方后腰背疼痛减轻，食欲增进，睡眠改善，仍咳嗽，痰稠，憋气，头痛，腿痛，血小板下降。处方：西洋参10g，生北黄芪10g，紫丹参7g，天葵子12g，山慈菇10g，白花蛇舌草15g，半枝莲15g，桑白皮10g，瓜蒌皮10g，蜜款冬花10g，炙紫菀7g，淡紫草10g，芡实仁20g，冬桑叶10g，海螵蛸10g，金银花10g，谷麦芽各15g，生甘草5g，延胡索10g。7剂。另用水鸭（去心）、冬虫夏草、乌贼合煮汤调服数月。

[随访] 服原方后，诸症好转，病情稳定。

医案3：气阴两虚，痰热毒郁案

[资料] 患者，男，84岁。

[初诊] 2010年5月14日。患者于2009年9月诊断为右下肺鳞癌。现症见：咳嗽气喘，咯血寐差，消瘦，舌红，苔少，脉弦涩。西医诊断：肺癌。中医诊断：肺积；辨证：气阴两虚，痰热毒郁肺证。治法：益气养阴，清热化痰，解毒散结。处方：西洋参12g，生北黄芪10g，紫丹参5g，天葵子12g，猫爪草12g，白花蛇舌草15g，半枝莲15g，麦冬15g，炙款冬花10g，炙紫菀10g，仙鹤草15g，宣百合10g，云茯神15g，炒酸枣仁15g，生甘草5g，桑白皮12g，金银花15g，阿胶珠10g。14剂，水煎，每日1剂。

[二诊] 2010年6月25日。患者服前方后症状缓解，但仍气短，咳嗽吐

黄痰。处方：西洋参12g，生北黄芪12g，紫丹参5g，宣百合10g，桑白皮12g，麦冬15g，天葵子10g，猫爪草15g，半枝莲15g，白花蛇舌草15g，金银花15g，仙鹤草10g，大枣10g，生薏苡仁20g，生甘草5g。14剂。

[三诊] 2010年7月23日。患者仍咯血，气短。处方：西洋参12g，生北黄芪12g，紫丹参5g，宣百合10g，百部根10g，桑白皮12g，麦冬12g，仙鹤草12g，猫爪草12g，半枝莲12g，白花蛇舌草12g，金银花15g，天葵子10g，川牛膝10g，延胡索10g，生甘草5g。14剂。

[四诊] 2010年8月6日。患者服前方后病情稳定，但不思饮食，多食则胃部不适（服用鸦胆子乳液期间），余无不适，否认积液。处方：西洋参12g，生北黄芪10g，紫丹参5g，天葵子12g，猫爪草12g，白花蛇舌草15g，半枝莲15g，麦冬15g，蜜款冬花15g，海螵蛸10g，西砂仁4g，大腹皮10g，云茯神15g，炒酸枣仁15g，制鳖甲15g，桑白皮12g，生甘草5g。14剂。

[五诊] 2010年8月27日。近来感身有燥热，气喘，咳嗽，咯血已止，胸部及腿痛。处方：西洋参12g，生北黄芪10g，紫丹参5g，天葵子12g，猫爪草12g，白花蛇舌草12g，半枝莲12g，银柴胡12g，制鳖甲15g，珍珠母15g，炙款冬花10g，炙紫菀10g，麦冬15g，延胡索10g，生甘草5g。14剂。

医案4：气阴不足，痰瘀毒蕴案

[资料] 患者，男，31岁。

[初诊] 2009年9月4日。患者于2009年8月行肺癌手术。刻下症见：面色苍白，虚汗较多，难寐，多梦，咳嗽，口干，口腔黏膜及颚有脱膜感，晨起尿黄，舌绛，苔薄白，脉细涩。西医诊断：肺癌（术后）。中医诊断：肺积；辨证：气阴不足，痰瘀毒蕴结证。治法：益气养阴。处方：扶正抑瘤汤加减。方药组成：西洋参12g，生北黄芪12g，紫丹参10g，半枝莲15g，桑白皮15g，天葵子10g，白花蛇舌草15g，金银花12g，蒲公英12g，炙款冬花10g，炙紫菀10g，云茯神15g，炒酸枣仁15g，阿胶珠10g，浮小麦15g，冬桑叶10g，生甘草5g。7剂，每日1剂，水煎服。

[二诊] 患者服上方后诸症好转，上颚仍有脱膜感，多梦，遗精，尿黄，纳不香。舌淡，苔少，脉稍涩。处方：西洋参12g，生北黄芪15g，紫丹参

10g，半枝莲 15g，麦冬 15g，白花蛇舌草 15g，桑白皮 15g，天葵子 10g，金银花 12g，天冬 10g，蒲公英 15g，阿胶珠 12g，浮小麦 15g，云茯神 15g，生甘草 5g，炒酸枣仁 15g，谷、麦芽各 15g。14 剂。调理月余，病情平稳。

医案5：气阴双亏，痰热互结，水饮内停案

[资料] 患者，男，64 岁。

[初诊] 2009 年 12 月 18 日。肺癌伴右侧胸腔大量积液。现症见：咳嗽咳痰，胸闷气短，微喘，舌红，苔白，脉弦小。西医诊断：肺癌。中医诊断：肺积；辨证：气阴双亏，痰热互结，水饮内停证。治法：益气养阴，清热解毒，化痰利水。处方：生晒参 15g，生北黄芪 12g，紫丹参 10g，天葵子 10g，白花蛇舌草 15g，半枝莲 15g，瓜蒌皮 10g，桑白皮 10g，薏苡仁 20g，化橘红 6g，制鳖甲 15g，山慈菇 6g，金银花 12g，麦冬 12g，生甘草 5g，佩兰叶 6g，炙紫菀 7g，炙冬花 7g。7 剂，水煎内服，每日 1 剂。

[二诊] 2009 年 12 月 25 日。服前方后能平卧，但仍有微咳，胸闷，舌红，苔白，脉弦小。处方：生晒参 15g，生北黄芪 12g，紫丹参 10g，天葵子 10g，白花蛇舌草 15g，瓜蒌皮 10g，桑白皮 10g，炙百部 7g，薏苡仁 20g，化橘红 7g，山慈菇 6g，金银花 15g，苦桔梗 6g，木蝴蝶 6g，生甘草 5g，制鳖甲 15g。7 剂。此后守方化裁治疗。

[三诊] 2010 年 7 月 9 日。肿块缩小 2/3，胸腔积液减少 1/3，诸症明显改善，仅偶有咳喘，舌红，苔薄白，脉弦稍细。处方：生晒参 12g，生北黄芪 12g，紫丹参 10g，全瓜蒌 15g，生薏苡仁 30g，芡实仁 30g，白花蛇舌草 15g，葶苈子 10g，半枝莲 15g，猫爪草 15g，天葵子 10g，山慈菇 10g，制鳖甲 15g，五味子 3g，珍珠母 15g，化橘红 6g，炙紫菀 10g，炙款冬花 10g，车前子 10g，阿胶珠 10g，生甘草 5g。28 剂。

吴玉华

医家风采

吴玉华（1964— ），女，主任医师，教授，硕士研究生导师，被湖南省女医师协会授予第三届"湖南最美女医师"称号，任中国中医药研究促进会肿瘤专业委员会副主委、北京乳腺病防治学会中西医结合专业委员会副主委、湖南省中西医结合专业委员会肿瘤分会常务委员等，擅长中西医结合治疗恶性肿瘤、消化道疾病及血液病，尤其对乳腺癌、肺癌、胃肠癌、恶性淋巴瘤、肝癌等恶性肿瘤治疗经验丰富。

验方拾贝

验方1：经验方

[方药] 党参、白术、茯苓、黄芪、泽泻、薏苡仁、萆薢、滑石、牡丹皮、刺蒺藜、苦参、龙胆草、野荞麦根、石斛、神曲、夜交藤、甘草。

[功效] 健脾利湿，清热解毒。

[主治] 肺癌并药毒之脾胃虚弱，湿热内蕴证。

[用法] 水煎，每日1剂，分2次温服。

[方义] 本病证为肺癌合并药毒，既有肺癌的脾胃虚弱，又有药毒的湿热蕴蒸肌肤，临床除咳嗽、咳痰等肺部症状外，还有药毒之症，如周身红疹，以面部、胸部、肩部为主，瘙痒不适等，故吴教授治以健运脾胃为主法，辅以清热解毒、除湿祛瘀等法。方中黄芪、党参补气健脾；白术健脾燥湿；茯苓、泽泻、薏苡仁加强健脾祛湿之效；萆薢、滑石清热利湿；牡丹皮清热凉

血和血；刺蒺藜行气散风；苦参清热燥湿、凉血止痒；龙胆草泻火解毒；野荞麦根、石斛滋阴清肺；神曲消食；夜交藤安神；甘草调和诸药。诸药合用，正气扶，病邪去，皮疹自消。

验方2：青蒿鳖甲汤加味

[方药] 重楼、白花蛇舌草、鳖甲、生地黄、青蒿、天花粉、百合、知母、牡丹皮。

[功效] 养阴清热解毒。

[主治] 肺癌发热之肺阴亏虚，邪毒内侵，痰瘀互结证。

[用法] 水煎，每日1剂，分2次温服。鳖甲先煎。

[方义] 发热作为肺癌患者的常见症状，常伴有咳嗽、咳痰、咯血、胸痛、口干咽燥、五心烦热、潮热、盗汗、消瘦、舌红少苔、脉细数等，主要病机是肺阴亏损，阴虚内热，常用青蒿鳖甲汤加减养阴清热解毒。方中鳖甲滋阴退热；青蒿清热透络；生地黄滋阴凉血清热；知母、牡丹皮与鳖甲、青蒿配伍，养阴清热；天花粉、百合养阴润肺；重楼、白花蛇舌草清热解毒。若伴咯血者加白茅根、仙鹤草止血；胸闷胸痛者加瓜蒌、郁金宽胸散结、理气止痛；盗汗者加浮小麦、生牡蛎敛汗；便秘者加火麻仁润肠通便；纳差者加炒麦芽、炒山楂消食化积；高热者加生石膏、地骨皮退热。该方临床随症加减，对于肺癌发热疗效甚佳。

经验点睛

吴教授治疗肺癌除关注癌肿本身的治疗外，尤其注重肺癌并发症及放化疗、西药不良反应的防治。其认为，靶向药物是非小细胞肺癌患者的主要治疗方法，如埃克替尼，疗效肯定，但是皮疹、转氨酶升高等不良反应亦随之出现。尤其是皮疹，给患者的生活带来困扰。靶向药物相关性皮疹属于中医学"药毒"范畴。其发病以湿热、风热、血热为多，因其久病体虚，加之药毒攻伐，致脾胃受损，肺气虚弱，瘀毒湿热等邪气外郁肌肤而发皮疹。故治疗重在健脾益气，并配合清热解毒、祛湿化瘀、凉血活血等祛邪之法，以达止痒抗癌之目的。对于肺癌发热，其主要病机为肺阴亏虚，正气不足，邪毒内犯，痰浊瘀血互结，蕴久发热，治疗以养阴清热解毒为主法，予以青蒿鳖甲汤加减，能有效缓解症状，降低体温。

医案采撷

医案1：脾胃虚弱，湿热内蕴案

[资料] 患者，男，70岁。

[初诊] 2017年7月中旬。患者受凉后开始咳嗽，咳黄黏痰，肺部CT提示周围性肺癌可能性大，后行右肺穿刺活检，确诊为中分化腺癌。予埃克替尼口服两周后周身出现皮疹。现症见：咳嗽较剧，咳黄黏痰，无咯血，无胸闷胸痛，周身红疹，以面部、胸部、肩部为主，瘙痒不适，口渴，纳差，睡眠欠佳，舌红，苔黄厚腻，脉滑数。西医诊断：肺癌。中医诊断：肺积，药毒；辨证：脾胃虚弱，湿热内蕴证。治法：健脾利湿，清热解毒。处方：党参20g，白术10g，茯苓12g，黄芪30g，泽泻10g，薏苡仁15g，草薢15g，滑石10g，牡丹皮10g，刺蒺藜10g，苦参10g，龙胆草15g，野荞麦根20g，石斛10g，神曲10g，夜交藤15g，甘草6g。上方内服加外洗，14剂。

[二诊] 患者皮疹改善，咳嗽缓解，咳白黏痰，纳食可，口渴缓解，舌红，苔薄黄，脉数。继予初诊方去神曲、石斛，加绞股蓝10g、白花蛇舌草30g。

[随访] 之后以二诊方为基础，随症加减。除偶有几声干咳外，其他症状均好转。

医案2：肺阴亏虚案

[资料] 患者，男，58岁。

[初诊] 患者于1990年1月出现咳嗽，痰中带血，同年3月胸片提示肺癌可能性大。经支气管纤维镜活检提示右肺中分化鳞癌。现症见：发热持续1个月不退，伴左胸闷痛，咳嗽，痰中带血丝，口干，盗汗，纳差，疲乏，消瘦，

舌红少苔，脉细数。西医诊断：肺癌，发热。中医诊断：肺癌；辨证：肺阴亏虚证。治法：养阴清热。处方：青蒿鳖甲汤加味。方药组成：青蒿15g，鳖甲（先煎）20g，生地黄20g，知母10g，牡丹皮10g，天花粉15g，白茅根30g，重楼30g，白花蛇舌草30g，生牡蛎（先煎）15g，陈皮10g。每日1剂，水煎，分2次服。

[二诊] 服药5剂后体温正常，诸症缓解，原方再进5剂巩固疗效。后改用百合固金汤加减以滋阴润肺、清热解毒。

[随访] 住院治疗月余，未再发热，复查胸片示病灶稳定。

冷祝强

医家风采

冷祝强（1965— ），男，主任医师，硕士研究生导师，岳阳市肿瘤首席专家，任中国中医药学会肿瘤专业委员会常务理事、中国抗癌协会 CSCO 会员等，擅长各类肿瘤的诊断及手术、化疗、放疗、介入、粒子刀、射频消融、靶向、热疗、内分泌、免疫、肿瘤穿刺、深静脉置管等治疗方法。

验方拾贝

验方：肺癌1号方

［方药］黄芪、黄芩、金荞麦、茯苓、砂仁、山慈菇、重楼、半枝莲、川贝母、麦冬、郁金、胆南星、桔梗、木香、当归、芦根、甘草、前胡、枸杞子、薏苡仁。

［功效］益气扶正，化痰解毒。

［主治］肺癌化疗后骨髓抑制之正虚痰瘀证。

［用法］水煎，每日1剂，分2次温服。

［方义］此病证乃先天不足、外邪内侵、饮食不当、病后失治误治而致正气不足，肺气虚损，毒邪侵袭，瘀结成块，痰湿瘀滞肺络，日久化热而发病。临床表现为咳嗽咳痰，胸闷气短，纳差，寐不安等。肺癌化疗后产生的骨髓抑制等不良反应以正气不足、气血失调为发病基础，故治疗上注重早期干预，扶正为主，故采用肺癌1号方益气扶正，兼化痰解毒。方中黄芪益气；当归养血；枸杞子滋补肝肾；黄芩清肺热；金荞麦解毒祛瘀；茯苓健脾祛湿；砂

仁、木香等理气和胃，并可防放化疗后出现的纳差、呃逆等胃失和降之症，若症状较重则可酌加鸡内金、山楂等消食；山慈菇、半枝莲、重楼清热解毒、消瘀散结；川贝母化痰止咳；麦冬润肺止咳；桔梗宣肺排脓；郁金活血止痛、解郁；胆南星清热化痰；芦根清热泻火；前胡降气化痰；薏苡仁清热祛湿解毒；甘草调和诸药。诸药合用，正气强盛，邪气消除，症状自解。

经验点睛

冷教授认为，正气内虚、邪毒侵肺及痰瘀互结是肺癌的主要发病机制，而正气内虚是发病的关键。正气亏虚，阴阳失调，六淫毒邪乘虚而入，邪毒聚肺，致气机不利，肺失宣降，津液失布，凝聚为痰，痰凝气滞，血行受阻，瘀血阻于脉络，日久形成肺积。肺癌属于本虚标实之候，因虚致实、虚实夹杂，本虚以阴虚、气虚为主，标实以痰凝、气滞、血瘀、毒结为主。"养正积自消"，故治疗以扶助正气为先，同时兼顾祛除邪气。

冷教授认为，手术疗法可根除肺癌病灶，但是会导致患者气血损耗；放化疗可有效杀死癌细胞，但同时也产生不良反应；分子靶向药物可以抑制表皮生长因子受体和血管内皮生长因子，但存在耐药、不良反应多等问题。且临床上大多数肺癌患者已为晚期，正气已虚，邪气更甚，机体耐受力较差，从而导致无法施行手术、化疗等治疗方法。因此，冷教授临床擅于运用西医结合中医药治疗肺癌及肺癌并发症、化疗不良反应。其指出，应及早给予中医药干预，增强患者免疫力，以达到缓解症状、提高患者生活质量、延长生存期的目的。其拟定了经验方肺癌1号方。方中主要以黄芪益气扶正固本治其虚，然后根据瘀毒湿热的不同，分别施以清热解毒、化瘀利湿、止咳化痰、解郁安神等法。其用该方治疗肺癌化疗后的骨髓抑制获得显效。化疗后的骨髓抑制属于中医学"虚劳""血虚"等范畴。化疗药作为攻伐之品，易损伤正气，加之癌肿本身因素，导致虚劳。临床可出现倦怠乏力、心悸气短、畏寒肢冷、脉虚无力、纳差、寐不安、皮肤苍白或微黄等。病程早期症状较轻，多表现为肺脾气虚、毒瘀互结，以补益肺脾、解毒祛瘀为主；病程后期症状较重，正气大亏，多见脾肾阳虚，当以补益脾肾为主。其临床研究结果显示，肺癌1号方治疗原发性肺癌化疗后骨髓抑制疗效显著,能改善化疗后白细胞减少,进而减轻骨髓抑制程度,改善咳嗽、气短等症状,提高生活质量评分。

医案采撷

医案:气虚痰瘀案

[资料] 患者,女,42岁。

[初诊] 2019年10月25日。患者于2018年6月1日行右上肺肺癌根治术,术后诊断为原发性支气管肺癌(右上肺周围型,腺癌,T1N2M0ⅢA期),术后未行放化疗与靶向治疗,2019年3月19日复查考虑右下肺胸膜转移瘤。10月30日起予"培美曲塞800mg第1天+顺铂40mg第1~3天+福莫司汀208mg第1天"第1个周期全身化疗。化疗后患者精神尚可,短气,偶有咳嗽,无恶心呕吐等不适症状,睡眠一般,纳食减退,小便正常,大便稍干,舌暗、边有齿痕,苔薄白,脉沉。西医诊断:肺癌。中医诊断:肺积;辨证:气虚痰瘀证。治法:益气扶正,化痰解毒。处方:肺癌1号方加减。方药组成:黄芪30g,黄芩15g,金荞麦20g,茯苓20g,砂仁10g,山慈菇13g,重楼6g,半枝莲20g,川贝母20g,麦冬20g,郁金10g,胆南星13g,桔梗20g,木香12g,当归20g,芦根20g,甘草10g,前胡15g,枸杞子30g,薏苡仁20g。10剂,每日1剂,水煎,分2次温服。

[二诊] 2019年11月19日。自觉身体舒适,乏力改善,咳嗽次数减少,大便稍干,每日1次。于11月27日行第2个周期化疗,方案同前。化疗后无咳嗽气促,精神一般,睡眠尚可,纳食欠佳,二便正常,舌暗、边有齿痕,苔白,脉沉数。仍考虑为气虚痰瘀证,治以益气扶正、化痰解毒之法。处方:肺癌1号方加减。方药组成:黄芪40g,黄芩15g,金荞麦20g,茯苓15g,山慈菇30g,半枝莲30g,重楼6g,木香12g,郁金10g,川贝母20g,甘草10g,款冬花15g,桔梗15g,瓜蒌壳20g,党参15g,百部15g,石见穿30g,陈皮6g。10剂,每日1剂,水煎,分2次温服。

[三诊] 2019年12月18日。患者颜面部及眼睑浮肿,晨起时喉间有痰,

气促，活动后尤甚，精神尚可，夜寐一般，食欲可，二便正常，舌暗淡，苔薄白，脉沉细。予二诊方加姜半夏15g、白术10g。5剂，水煎服。其后患者多次住院化疗，共完成6次全身化疗，配合中药汤剂口服，处方均以肺癌1号方随症加减。第6个周期化疗完成后，患者精神可，无乏力、恶心、呕吐、咳嗽、咳痰等不适症状，纳眠可，二便正常。

[随访] 患者近一年生活质量较高，卡氏功能状态评分为80~90分。

张 红

医家风采

张红（1967— ），女，主任医师，教授，硕士研究生导师，任世中联心身医学专业委员会理事、湖南省中医药和中西医结合学会肿瘤专业委员会常务委员等，擅长鼻咽癌、卵巢癌、食管癌、肺癌等恶性肿瘤的放射治疗，在中西医结合治疗肿瘤领域有较深的研究。

验方拾贝

验方1：血府逐瘀汤加减

[方药] 当归、生地黄、红花、牛膝、桃仁、枳壳、赤芍、川芎、桔梗、柴胡、全蝎、黄芪、甘草。

[功效] 活血化瘀，行气止痛。

[主治] 肺癌之气虚血瘀，瘀毒内结证。

[用法] 水煎，每日1剂，分2次温服。

[方义] 正气虚损，阴阳失调，邪毒内侵于肺，导致肺脏功能失调，宣降失司，气机不畅，血行瘀滞，津液失于输布，聚而为痰，痰凝气滞，气、血、痰、毒相互胶结，日久形成肺部肿块，临床可见咳嗽痰多、咯血、胸闷憋气、胸背痛、面唇晦暗、舌暗或有瘀斑、苔腻、脉弦滑或弦涩等。方中红花、桃仁、川芎、赤芍、全蝎活血祛瘀；牛膝祛瘀通脉，引血下行；当归、生地黄滋阴养血，防阴血损伤；黄芪益气；柴胡、枳壳宽胸理气；桔梗载药上行；甘草调和诸药。诸药配合，血活、气行、瘀化，气血调达，症状可消。

验方2：补阳还五汤加减

[方药] 黄芪、补骨脂、石菖蒲、赤芍、熟地黄、当归、九香虫、川芎、红花、地龙、全蝎、桃仁、甘草。

[功效] 益气活血祛瘀。

[主治] 肺癌并脑转移之气虚血瘀，瘀毒内结证。

[用法] 水煎，每日1剂，分2次温服。

[方义] 肺癌晚期，正气亏虚，抗邪无力而出现脑转移。邪气聚于脑，气血不行而成瘀，故肺癌脑转移多为气虚血瘀证。临床多表现为气短、乏力、神疲、自汗、懒言、刺痛、痛有定处且拒按、皮下瘀斑、肌肤甲错、肢体麻木或偏瘫、痴癫、狂躁、善忘、局部感觉异常等。张教授采用补阳还五汤加味益气活血祛瘀。方中黄芪补气，气旺而血行；当归尾活血补血化瘀；红花、赤芍、桃仁、川芎增当归尾散瘀活血之效；地龙疏通活络；全蝎、九香虫理气通络；石菖蒲疏通脑窍；熟地黄、补骨脂补益肾气、滋养脑髓；甘草调和诸药。诸药合用，气血通行，瘀散络通，效佳。

验方3：葶苈大枣泻肺汤加味

[方药] 葶苈子、大枣、泽泻、猪苓、白术、车前子、桂枝、黄芪、茯苓、生甘草。

[功效] 泻肺利水，祛痰平喘。

[主治] 肺癌合并恶性胸腔积液之痰水壅肺证。

[用法] 水煎，每日1剂，分2次温服。

[方义] 癌毒等秽浊之邪损伤肺脾肾三脏，脏腑功能失调，致气血津液运行不利，邪毒阻塞三焦，水液停聚胸膈，发为胸水。临床多表现为胸闷气促、喘憋、不能平卧等。方中葶苈子泻肺降气、利水消肿；生黄芪益气固表、利水消肿；茯苓、白术健脾利湿；泽泻通阳逐水；猪苓、车前子利水渗湿；桂枝温阳化饮；大枣补气养血；甘草调和诸药。全方以通利肺气为主法，肺气通利，痰水俱下，则水肿可退。若伴气阴虚者加太子参；阴虚燥热者加黄柏、黄芩；咳嗽气逆者加桔梗、枳壳；便秘者加瓜蒌子。

验方4：身痛逐瘀汤合补阳还五汤加减

[方药] 川芎、当归、桃仁、红花、牛膝、盐杜仲、补骨脂、生地黄、茯神、酸枣仁、蜜远志、首乌藤、千年健、甘草。

[功效] 行气活血，化瘀解毒通络。

[主治] 肺癌并骨转移癌痛之气滞血瘀，瘀毒内结证。

[用法] 水煎，每日1剂，分2次温服。

[方义] 此病证多因邪气滞于肺，肺气郁结，宣降失司，气血运行不畅，瘀阻脉络，瘀毒胶结，日久出现骨转移癌痛。临床表现以腰骶部疼痛为主，伴咳嗽咳痰，咯血，胸闷气促，夜寐差，大小便可，舌暗红，苔薄白，脉弦等。张教授以身痛逐瘀汤为主方，佐以补骨脂、杜仲等，在活血通络除痹的同时达到补肾、强壮筋骨的效果。并配合补阳还五汤加减治疗。方中赤芍、川芎、桃仁、红花协同当归活血祛瘀；地龙、全蝎、蜈蚣通经活络；杜仲、山药、山茱萸、党参等补益肝脾肾之气。全方可通一身之瘀滞，缓解疼痛，提高其生活质量。

经验点睛

张教授根据临床经验指出，"瘀"是肺癌发病的关键因素，贯穿疾病始终。肿瘤之"瘀"既指单一的瘀血，又指痰瘀等病理产物或状态。正气亏虚，气血运行无力而瘀；邪毒乘虚而袭，脾失健运，肺失宣降，津液输布异常，久聚为痰，痰阻滞于肺，形成硬结而致瘀；气血经络失司，气血不行而滞，久而成瘀；外感六邪、饮食内伤、七情劳倦，日久脏腑功能紊乱，邪实聚而成毒，毒蓄脏腑，气血津液失常，气机阻滞而成瘀。虚、痰、毒都可成瘀，互相兼夹，久成癌毒。针对"瘀""痰"这一病机，张教授以"理气活血""活血化瘀""祛湿化痰"为主法，临床多采用血府逐瘀汤、补阳还五汤、益气活血化痰通络方等治疗肺癌及其并发症，疗效斐然。然活血化瘀药为攻伐之品，临床需明审病机，分期论治。

（1）早期肺癌。此期患者多以正气亏虚为主，复受外毒侵袭，致气血阴阳失调，经络阻滞，瘀血凝滞于肺，形成肺部癌毒。张教授常以血府逐瘀汤为基础方活血化瘀、疏肝理气。其常于方中加入全蝎，增强抗肿瘤及活血通络之效；加半枝莲清热解毒、化瘀利水；加重楼清热解毒、消肿止痛、抗肿瘤、镇静镇痛。对于瘀血较重者，张教授喜用乳香-没药及三棱-莪术等对药。祛瘀之时不忘兼顾正气亏虚，以先后天并补之法，予四君子汤加补肾壮阳或益髓填精之药，或参芪扶正注射液等益气扶正之类，增强免疫力，加强抗肿瘤的作用，并能防治并发症及不良反应。临床研究显示，其采用血府逐瘀汤加减治疗气虚血瘀型肺癌，结果发现该方能改善血小板、D-D二聚体、血浆黏度、红细胞变性指数及纤维蛋白原等血液流变学指标，从而改善血液高凝状态，促进微循环，进而增强肿瘤抑制作用。

（2）中晚期肺癌。此期肺癌患者病情已进展，邪盛正虚，病灶可能出现转移。张教授临床常以通窍活血汤加减活血化瘀通阳，伍用麝香等开窍药开窍通闭、解毒活血。活血药与芳香开窍药协同使用，可引药上行于清窍，直达病灶而发挥抗肿瘤的作用，并能防治病灶转移。如癌毒转移至肝，予以膈下逐瘀汤加减配合养肝柔肝药。方中大量行气药配伍活血药破血逐瘀、行气止痛之效甚。张教授喜用川芎，"一味川芎，功同四物"，还喜用白芍养肝柔木，肝肺同治。肺癌骨转移，张教授常以身痛逐瘀汤加减活血化瘀止痛，并配合补肾强筋骨之药，如补骨脂、续断、杜仲等，在活血祛瘀、通痹止痛的同时补益先天、补骨生髓，能改善疼痛程度。对于肺癌脑转移气虚血瘀证患者，则常用补阳还五汤加减补气兼活血化瘀通络。方中大量黄芪补气，配伍当归尾、红花等活血化瘀，共达气血同治，标本兼顾的目的。

综上所述，张教授治疗肺癌多基于"活血化瘀法"进行分期论治，同时兼顾益气扶正、清热祛痰、开窍、补益肝肾、抗癌解毒、增强免疫、防治转移等药物，并配合放化疗、靶向药物等西医疗法，能减轻患者痛苦，提升生活质量，延长生存期。

医案采撷

医案1：气滞血瘀，邪毒壅盛案

[资料] 患者，男。

[初诊] 2020年3月24日。肺癌患者，现以腰骶部疼痛为主要表现，无咳嗽咳痰、咯血、胸闷气促等表现，夜寐差，大小便可，舌暗红，苔薄白，脉弦。EGFR基因突变，靶向药物治疗中。西医诊断：肺癌（右中肺腺癌CT2N0M1cⅣ期），多发骨转移。中医诊断：肺癌。辨证：气滞血瘀，瘀毒内结证。治法：行气活血，化瘀解毒通络。处方：身痛逐瘀汤加减。方药组成：川芎10g，当归12g，桃仁10g，红花5g，牛膝10g，盐杜仲10g，补骨脂10g，生地黄12g，茯神15g，酸枣仁10g，蜜远志10g，首乌藤10g，千年健10g，甘草5g。配合吉非替尼靶向治疗、唑来膦酸抗骨转移、放疗治疗。

[二诊] 2020年10月19日。患者腰骶部疼痛，右胸部、肩颈部时有轻微疼痛，偶有咳嗽，干咳无痰，余尚可。相关检查提示脑转移瘤。考虑原靶向药物耐药，予完善基因检测提示*T790M*突变，改服阿美替尼。2021年1月31日复查颅脑核磁共振提示转移瘤较前增大，为孤立病灶，合并大脑镰下疝。遂于2021年2月24日行全麻下幕上占位病变切除术，后续行全脑姑息性放疗、贝伐珠单抗治疗及培美曲塞+卡铂化疗。患者治疗后定期复查，头晕、头痛、乏力、颈项部及腰骶部稍感僵硬疼痛，精神不振，舌淡，苔薄腻，脉弦细。辨证为气虚血瘀证，以补气活血通络为法，予补阳还五汤加减治疗。方药组成：黄芪30g，川芎10g，炒地龙10g，当归12g，桃仁10g，肿节风10g，蓝布正15g，陈皮10g，酒山茱萸10g，千年健15g，红花5g，赤芍10g，云芝10g，党参20g，山药10g，石菖蒲15g，盐杜仲10g，全蝎5g，蜈蚣2条。

[随访] 患者后续一直服用中药，经治疗后精神状态改善，乏力、疼痛较前缓解，复查CT及核磁共振提示疾病较前未见进展。

医案2：气虚血瘀，瘀毒内滞案

[资料] 患者，男，42岁。

[诊治] 患者3个月前出现咳嗽，呈刺激性干咳，并偶尔咯血，为痰中带血丝或少量血块。外院给予抗感染治疗后效果欠佳。胸片显示右肺上叶有一直径4.5cm肿块。肺部CT扫描显示右肺中心型肺癌，纵隔淋巴结肿大。支气管镜检查显示右肺低分化腺癌。腹部CT扫描显示多发肝转移。对肝脏病灶进行穿刺活检，病理显示为转移性腺癌。实验室检测结果显示血细胞计数、肝肾功能、癌症指标均正常。ECOG一般状况评分为1分。患者舌紫暗，苔腻，脉弦涩。此患者年龄相对较轻，一般状况较好，故采用GP方案化疗。患者每次在化疗前均给予恩丹西酮治疗。西医诊断：肺癌（右肺低分化腺癌）。中医诊断：肺积；辨证：气虚血瘀，痰毒内结证。治法：活血化瘀，行气止痛。处方：血府逐瘀汤加味。方药组成：当归15g，生地黄12g，红花5g，牛膝15g，桃仁9g，枳壳10g，赤芍12g，川芎10g，桔梗10g，柴胡12g，全蝎6g，黄芪30g，甘草6g。水煎200ml，每日1剂，分2次服用。患者服药后未出现严重化疗不良反应，说明中药对化疗具有一定的防治作用。

医案3：肝郁气滞血瘀案

[资料] 患者，女。

[初诊] 2022年10月24日。患者于2022年1月体检发现左肺上叶结节，考虑恶性病变可能性大。病检结果提示：（左上肺）中分化鳞癌。行手术治疗，术后予以抗感染、补液等对症支持治疗后病情好转。术后1个月行化疗（紫杉醇白蛋白+卡铂，4个周期）。现症见：咳嗽，咳黄稠痰，气短喜叹息，活动后胸闷，纳食可，夜寐易醒，二便调，舌暗，舌下脉络迂曲，苔黄，脉弦涩。西医诊断：肺癌。中医诊断：肺积；辨证：肝郁气滞血瘀证。治法：调肝理肺，解郁安神，活血化瘀。处方：柴胡疏肝散合血府逐瘀汤加减。方药组成：柴胡20g，川芎10g，陈皮10g，香附10g，麸炒枳壳10g，白芍10g，石见穿10g，预知子10g，桃仁10g，红花5g，当归15g，牛膝15g，桔梗10g，牡蛎（先煎）20g，茯神15g，甘草5g，合欢花15g。15剂，每日1剂，水煎，分早晚温服。

[二诊] 11月8日。服药后胸闷气短、夜寐易醒等症状较前明显改善，仍咳嗽咳痰，口干，纳可，二便调，舌暗，苔黄，脉弦涩。于原方加枇杷叶

15g、黄芩10g、北沙参10g、百合20g。7剂，服法同上。

［随访］患者定期来诊，继续服用中药巩固疗效，经治疗后精神状态改善，复查CT提示疾病未见进展，诸症向愈。

张志芳

医家风采

张志芳（1957— ），女，主任医师，教授，硕士研究生导师，名老中医夏度衡教授弟子，擅长脾胃病、中晚期恶性肿瘤的综合治疗及恶性肿瘤放、化疗不良反应的中医药防治。

验方拾贝

验方1：桃红四物汤合葶苈大枣泻肺汤

[方药] 炒桃仁、红花、当归、赤芍、川芎、醋莪术、浙贝母、野马追、黄芪、北沙参、麦冬、酒黄精、桑白皮、炒葶苈子、龙葵、穿破石、秤钩风、猫爪草、炒鸡内金、甘草。

[功效] 活血化瘀，祛毒化痰，泻肺逐饮。

[主治] 肺癌并上腔静脉综合征之肺脾气虚，瘀毒痰结证。

[用法] 水煎，每日1剂，分2次温服。

[方义] 本病证为肺脾气虚，运化无力，水饮内停，癌毒阻络，气血瘀滞，痰瘀互结所致。临床症见面颈部及上肢水肿、颈静脉怒张、前胸壁浅表静脉曲张，伴乏力，口干，易汗出，舌红，少苔，脉弦细等。癌毒日久耗伤正气，肺脾肾功能失调，肺失通调，脾失传输，肾失开阖，气化不利，水液代谢失常，水饮内停，日久发为头面肿胀、肢肿等。张教授治疗此病证以解毒抗癌、活血化瘀、利水消肿为主法，采用桃红四物汤合葶苈大枣泻肺汤治疗。方中桃仁、红花、当归、赤芍、川芎、醋莪术活血化瘀通络；浙贝母、

野马追化痰止咳；龙葵、穿破石、秤钩风清热解毒、活血利湿消肿；猫爪草解毒消肿、化痰散结；桑白皮、炒葶苈子利水消肿、泻肺平喘；黄芪、北沙参、麦冬、酒黄精益气养阴生津，黄芪还能利水消肿；炒鸡内金健胃消食；甘草调和诸药。全方以祛邪为主，瘀毒化、痰饮祛，则肿胀消。

验方2：景天扶正抗癌方

[方药] 生黄芪、红景天、鳖甲、黄精、北沙参、桑椹、山茱萸、香附、莪术、石见穿、湘曲、三棱、鸡血藤、当归、浙贝母、西青果、枳壳、甘草。

[功效] 益气养阴，清热润肺。

[主治] 肺癌并放射性肺炎之肺肾亏虚证。

[用法] 水煎，每日1剂，分2次温服。

[方义] 放射线属于热毒之邪，肺癌患者素有正气不足，加之热毒袭肺，毒热灼阴，津枯肺燥，渐至肺叶枯萎。由射线造成肺阴、肺气之虚，久必损及肾阴、肾阳，终致阴阳俱损。因此，张教授认为治疗的重点在肾，以益气养阴、清热润肺为大法，采用景天扶正抗癌方治疗。方中北沙参、西青果等益气养阴、清热润肺；鳖甲滋阴潜阳、退热除蒸、软坚散结；红景天、三棱、当归等活血化瘀，改善微循环，有放疗增敏作用，并能预防放疗所致的肺纤维化等病变；桑椹、黄精等健脾益肾，有放射防护作用，能保护骨髓和免疫功能，提升白细胞及血小板；香附、莪术等行气活血化瘀。全方补益肺肾之虚，疏通气血之壅，可获佳效。

验方3：益气解毒方

[方药] 生黄芪、虎杖、生地黄、当归、枸杞子、鸡血藤、香附、地龙、五味子。

[功效] 益气养阴，活血解毒。

[主治] 肺癌并放射性肺炎之气阴亏虚，瘀毒阻滞证。

[用法] 水煎，每日1剂，分2次温服。

[方义] 放射线耗气伤阴，正不胜邪，热毒与痰瘀互结，灼伤肺络，影响肺的宣发与肃降而产生刺激性干咳、气促、胸痛等。张教授治疗以益气养阴、

活血解毒为大法，采用益气解毒方治疗。方中生黄芪补益肺气；生地黄清热凉血、养阴生津；虎杖清热解毒；当归、鸡血藤补血养阴；枸杞子补益肝肾之阴；香附行气散结；地龙清热通络；五味子上敛肺气，下滋肾阴，并引诸药入肺经。诸药合用，共奏益气养阴、活血解毒之功，使患者临床症状得到改善。

验方4：百合固金汤加减

[方药] 百合、生地黄、熟地黄、玄参、麦冬、白花蛇舌草、当归、沙参、白芍、杏仁、桑白皮、黄芩、川贝母、牡丹皮、甘草。

[功效] 养阴清热，润肺化痰。

[主治] 肺癌放疗后之阴虚内热证。

[用法] 水煎，每日1剂，分2次温服。

[方义] 对于阴虚内热型肺癌放疗患者，张教授以养阴清热、润肺化痰为大法，采用百合固金汤加减治疗。方中百合生津润肺，生地黄、熟地黄滋肾壮水，以制虚火，其中生地黄兼能凉血止血，三药相伍润肺滋肾，金水并补；麦冬、玄参养阴清热；贝母、桔梗润肺化痰止咳；当归、白芍养血敛阴；白花蛇舌草、桑白皮、黄芩、牡丹皮增清肺热之功；沙参滋阴养肺生津；杏仁润肺化痰止咳；桔梗利咽喉；甘草调和诸药。诸药合用，肺肾之阴得充，虚火自清，肺金得固，症状可解。对于接受放疗的阴虚内热型肺癌患者，在放疗的同时配合百合固金汤加减治疗，不仅能增强放疗的疗效，还能减轻放疗的不良反应。

经验点睛

对于肺癌合并上腔静脉综合征（SVCS），张教授有其独特见解和治疗经验。张教授认为，肺癌合并上腔静脉综合征主要是癌毒内盛，痰瘀互结，水饮内停的表现，病位主要在肺、脾、肾。癌毒日久耗伤正气，肺脾肾功能失调，肺为水之上源，肺失通调，脾失转输，肾失开阖，气化不利，水液代谢失常，水饮内停，日久发为头面、上肢肿胀等。痰饮、瘀血互为病理因素，痰饮阻肺，肺失宣降，发为咳嗽咳痰等；肝失疏泄，气机不畅，气滞则血瘀，血瘀促进痰饮内生，痰瘀互结，气机阻遏加重，则胸闷气促；脉络瘀滞，故见前胸壁浅表静脉曲张、颈静脉怒张。本病病程较长，痰饮、血瘀互为因果，恶性循环，加之患者久病体虚，正气虚损，病情迁延难愈，甚至不断恶化，预后较差。张教授认为，SVCS 的根本原因是肿瘤压迫，因此，解毒抗癌，缩小肿块是关键。西医予以放化疗等缩小癌瘤，减轻压迫程度，同时配合解毒抗癌、软坚散结中药加速癌细胞凋亡，配合活血化瘀、利水消肿中药改善血液循环，缓解血瘀及水肿症状，防止血栓形成。由于肺癌患者大多久病体虚，加之手术或放化疗耗伤气阴，因此，在攻邪的同时应注意补充正气，益气养阴，扶正祛邪，攻补兼施，方能攻邪不伤正。同时还应顾护脾胃与阴津。

医案采撷

医案1：肺脾气虚，瘀毒痰结案

[资料] 患者，男，60岁。

[初诊] 2014年4月30日。患者于2014年1月因受凉出现咳嗽咳痰，当时未予重视，4月10日咳嗽加重，出现颈面部水肿，前胸壁浅表静脉曲张，至某医院就诊。胸部CT示：考虑周围型肺癌并肺内、纵隔、肺门淋巴结转移，右侧中量胸水。右颈部淋巴结活检示：淋巴结转移癌。免疫组化示：P63（-）、P40（-）、TTF-1（-）、NapsinA（-）、Syn（+/-）、CgA（+）、CD56（2+）、Ki-67（约80%+）、CK-Pan（+），考虑为肺转移性小细胞癌。现症见：咳嗽咳痰，无痰中带血，胸闷气促，动则加重，右侧胸背部阵发性隐痛，乏力，口干，易汗出，舌红，少苔，脉弦细。面颈部及双上肢水肿，右侧颈部可触及数个肿大淋巴结，融合成块，颈静脉怒张，前胸壁浅表静脉曲张，右下肺呼吸音消失。西医诊断：肺癌（右肺），肺内及右颈部、纵隔、右肺门淋巴结转移，多发骨转移，胸腔积液（右侧）；上腔静脉综合征。中医诊断：肺积；辨证：肺脾气虚，瘀毒痰结证。采用中西医结合疗法。西医予以EL化疗方案，即洛铂47mg，第一天，依托泊苷150mg 第1～

3天，21天为1个周期，同时配合护心、护肝、护胃、止呕及利尿等对症支持治疗。中医治法：活血化瘀，泻肺逐饮。处方：桃红四物汤合葶苈大枣泻肺汤加减。方药组成：炒桃仁10g，红花5g，当归10g，赤芍10g，川芎10g，醋莪术10g，浙贝母15g，野马追10g，黄芪15g，北沙参15g，麦冬15g，酒黄精15g，桑白皮10g，炒葶苈子15g，龙葵15g，穿破石10g，秤钩风10g，猫爪草15g，炒鸡内金30g，甘草5g。5剂。

[二诊] 患者服药后晨起咳出少量暗红色血渣，咳出后自觉胸闷气促好转，考虑为肿瘤溶解坏死物质及瘀血，精神改善。守方继服。

[三诊] 治疗20余天后患者咳嗽咳痰明显好转，胸闷气促改善，面颈部浮肿较前明显消退，前胸壁曲张静脉大部分消失。复查胸部CT示：右上肺肿块缩小，右侧胸腔少量积液。患者症状好转。

[四诊] 患者于6月8日行第2个周期的化疗，中西医治疗方法同前。门诊继服益气养阴、化瘀解毒中药调理。

[随访] 随访3个月，未见病情复发，精神状态良好，可做家务。

医案2：气阴两虚，热毒郁滞案

[资料] 患者，男，65岁。

[初诊] 2008年3月6日。患者于肺癌末次放疗后4个月出现刺激性干咳、少痰、偶有痰中带血、咳声低弱、气短喘促、神疲乏力、胸闷气促、活动后加剧、胸痛、心烦、寐差、口干、大便干结、舌质红、苔薄黄、脉细数。胸部放射局部可见皮肤变硬。T 38.1℃。症状评分8分，KPS评分50分。西医诊断：肺癌。中医诊断：肺积；辨证：气阴两虚，热毒郁滞证。治法：益气养阴，清热解毒。处方：益气解毒方加减。方药组成：生黄芪40g，虎杖30g，生地黄30g，当归15g，枸杞子15g，鸡血藤15g，香附12g，地龙15g，五味子10g。每日1剂，水煎，分两次服。4周为1个疗程，3个疗程后患者咳嗽减轻，无痰中带血，胸闷胸痛好转，气短缓解，无口干，二便尚调，夜寐可，舌淡红，苔薄白，脉细。T 37.4℃。症状评分4分，KPS评分70分，KPS评分上升20分，疗效佳。

欧阳锜

医家风采

欧阳锜（1923—1997），研究员，著名中医内科学家，中华全国中医学会常务理事，湖南省中医药学会副理事长，全国老中医药专家学术经验继承工作指导老师，中医辨证理论方法研究专家，其在临床及经典、理论、中药研究等方面具有很深的造诣。

验方拾贝

验方1：清肺解毒方加减

[方药] 鱼腥草、臭牡丹、葶苈子、苦参、石韦、瓜蒌壳、丝瓜络、紫菀、薏苡仁、沙参、百合、甘草。

[功效] 清肺除痰，解毒养阴。

[主治] 肺癌之瘀毒内结，痰阻肺络，肺阴亏虚证。

[用法] 水煎，每日1剂，分2次温服。

[方义] 本病证乃因癌毒内结，化生痰湿，阻塞肺络，致使肺失宣肃，气机不畅，升降失调，久之耗伤肺阴。临床表现为气促、咳嗽、痰多色黄、口燥咽干，或伴胸背胀痛，时有发热，舌红少苔，脉弦数等。治以清肺除痰、解毒养阴之法，采用清肺解毒方加减治疗。方中鱼腥草、臭牡丹、苦参清热解毒；葶苈子泻肺平喘；石韦清肺化痰；紫菀降气化痰；丝瓜络活血通络；瓜蒌壳化痰宽胸散结；沙参与百合滋阴生津、润肺止咳；薏苡仁健脾益气、燥湿利水，加强化痰作用；甘草调和诸药。全方共奏清肺除痰、解毒养阴

之功。

验方2：千金苇茎汤合葶苈子汤加减

[方药] 苇茎、薏苡仁、冬瓜仁、白茅根、墨旱莲、葶苈子、橘络、鱼腥草、苦参、瓜蒌壳。

[功效] 清肺化痰，解毒通络。

[主治] 肺癌之痰热内结证。

[用法] 水煎，每日1剂，分2次温服。

[方义] 本病证因肺气失宣，内生痰湿，痰阻肺络，气郁生热，痰热交结于肺，故成肺积。临床表现为咳嗽，胸闷，气促，痰稠难咳，胸部隐痛，消瘦乏力，食少纳差，舌红，苔黄，脉弦数等。治以清肺化痰、散瘀解毒、降气通络之法，采用千金苇茎汤合葶苈子汤加减治疗。方中苇茎清肺泄热；冬瓜仁祛痰排脓；薏苡仁清热利湿；白茅根、墨旱莲凉血止血；鱼腥草清热解毒；葶苈子泻肺行水；瓜蒌壳、橘络宽胸通络、止咳化痰；苦参清热解毒。全方清肺化痰、散瘀解毒、降气通络，以祛邪为主，邪去则正安。

验方3：经验方

[方药] 石韦、紫菀、臭牡丹、白花蛇舌草、龙葵、鱼腥草、大蓟根、麦芽、百合、女贞子、制何首乌。

[功效] 清肺解毒，凉血止血。

[主治] 肺癌之痰热瘀结，阴虚血热证。

[用法] 水煎，每日1剂，分2次温服。

[方义] 本病证多因痰热交结于肺，阻塞肺络，灼伤阴液，气血逆乱所致。临床表现为咳嗽，气促，痰中带血或咯血，胸部隐痛，舌红，苔黄，脉弦数等。临床采用经验方清肺解毒、凉血止血。方中紫菀、鱼腥草清肺止咳化痰；臭牡丹、白花蛇舌草、龙葵清热解毒；大蓟、石韦凉血止血；百合、女贞子、制首乌滋养阴液。可配合外用方抑癌膏加强以毒攻毒、抗癌消瘤的作用。

经验点睛

《儒门事亲》曰:"积之成也,或因暴怒喜悲思恐之气,或伤酸苦甘辛咸之食,或停温凉寒热之饮,或受风暑燥寒火湿之邪。"欧老认为肺癌的基本病机是毒热伤阴。邪毒外侵、饮食内伤、情志劳倦致痰热瘀毒蕴积,各因素互为因果,兼夹转化,共同为病,构成肺癌的复合病机。"癌毒"是肺癌发生发展的关键因素,其既不同于六淫之邪,也不同于痰瘀等邪。由于内因外因共同作用导致正气虚损,脏腑功能失调,邪毒乘虚而入,使痰热瘀毒互结于肺脏,日久产生癌毒而变生肿瘤。其治疗以解毒抗癌、养阴润肺,兼以清热除痰、宣降肺气为法,经验方:百合、沙参、臭牡丹、鱼腥草、葶苈子、瓜蒌壳、紫菀、薏苡仁、甘草。

欧阳老强调,"癌毒"不是一成不变的,临床需在此方基础上酌情辨证,灵活加减用药。若发热、苔黄者加黄芩、金银花、苦参、石韦等清热;口干咽燥、舌红少苔者加沙参、百合、生地黄、牡丹皮等养阴;潮热盗汗者加煅牡蛎、白薇、地骨皮等退热;胸腔积液者加茯苓、车前子等利湿;咳嗽较重者加枇杷叶(蜜炙)、川贝母等止咳;咳黄痰者加浙贝母、天竺黄等祛痰;咳吐泡沫痰者加前胡、杏仁等化痰;痰中带血者加大蓟根、石韦或仙鹤草、侧柏叶等止血;胸痛者加丝瓜络、王不留行等通络,甚者加八楼麻;胸背胀闷者加枳壳、葛根等利气舒筋;大便干结者加瓜蒌子等通便。合并淋巴结转移者加天葵子、天花粉、王不留行子等;肿块大且坚硬者加礞石等;骨转移者加骨碎补、全蝎、蝉蜕等;肺癌术后伤口疼痛者加丝瓜络、丹参等;术后周围神经损伤,症见患侧上肢麻木者加桑枝、秦艽、络石藤等;术后放疗并发放射性肺炎者加蒲公英、白花蛇舌草等。急则治标,缓则之本,对于咯血、剧烈胸痛、胸腔积液等急重之症,则着重于对症处理,以迅速缓解症状为急务。

医案采撷

医案1：痰热郁肺，瘀毒内结案

[资料] 患者，男，57岁。

[诊治] 主诉：咳嗽气促，痰中带血，胸痛半年。曾在某省级医院确诊为右肺周围型肺鳞癌。因肿块较大，不能手术。某医师以其消瘦食少，倦怠乏力，动则喘甚而辨为肾不纳气证，予服都气丸方，药后胸闷胸痛加重，痰稠不易咳出，咳甚则痰中带血。欧阳老根据患者的症状特点辨证，认为此患者并非肾不纳气所致，而是癌毒积块，压迫气道所致，当从癌毒痰热、瘀结于肺论治。西医诊断：肺癌（右肺周围型鳞癌）。中医诊断：肺积；辨证：痰热郁肺，瘀毒内结证；治法：清热化痰，化瘀解毒。处方：泻白散合葶苈大枣泻肺汤加减。方药组成：桑白皮、地骨皮、葶苈子、臭牡丹、黄芩、蒲公英、瓜蒌壳、橘络等。5剂后胸痛大减，咳喘渐平，精神食欲转佳。改用大半夏汤调理，病情稳定。之后每2个月左右症状复发1次，反复时仍用原方，可使其缓解。

医案2：瘀毒内结，肺络受阻案

[资料] 患者，男，68岁。

[诊治] 患者2年前感左胸部隐痛不适，咳嗽，动则气喘，痰中带血丝，伴头晕腰痛，面暗消瘦。采用抗感染治疗无效。经某医院胸透发现左肺门区有肿块阴影，边缘模糊。支气管镜检查：左上支气管鳞状细胞癌Ⅲ级。病情日趋加重，4个月后胸片显示：左肺门处可见5cm×4cm大小之肿块，肿块上缘模糊，呈分叶状，密度均匀，左上肺大片阴影。西医诊断：肺癌（左中央型），左上肺不张。中医诊断：肺癌；辨证：瘀毒内结，肺络受阻证。治法：解毒清肺，通络养阴。处方：内服经验方联合外贴抑癌膏。方药由石韦、紫菀、臭牡丹、白花蛇舌草、龙葵、鱼腥草、大蓟根、麦芽、百合、女贞子、制何首乌等组成。治疗约10个月，咳嗽、胸痛、气促消失，偶有痰中带血，

面色红润,体重增加。胸片复查:左肺门处外上方肿块阴影密度较前略有减低,边缘较前清晰、肿块阴影大小同前。肺不张有所改善,继发感染有所吸收。

医案3:痰热瘀阻案

[资料]患者,男,54岁。

[诊治]患者久咳,胸闷,胸中隐隐作痛,痰稠难出,痰中带血,气促,动则喘促更甚,逐渐消瘦,乏力,大便不爽,舌红,苔黄,脉弦数。诊断为晚期肺癌、阻塞性肺疾病、肺不张。某医师因其消瘦久咳,动则气喘,主张扶正,治以都气汤加枸杞子、肉苁蓉、沙参、炙甘草。服10余剂后,喘促更甚,胸闷、胸痛增剧,咯血紫黑,伴低热口渴。西医诊断:肺癌。中医诊断:肺积;辨证:痰热瘀结证。治法:解毒清肺,通络养阴。处方:千金苇茎汤加减。方药组成:苇茎、薏苡仁、冬瓜仁、白茅根、墨旱莲、葶苈子、橘络、鱼腥草、苦参、瓜蒌壳。服药后咳喘胸痛等症状逐渐减轻,精神、食欲亦随之好转。坚持使用上法,病情得到缓解。此证消瘦久咳,动则气喘,因肺中有积,阻塞气道所致。若予补肾纳气,则肺中痰热郁积,更有碍于肺之清降,故喘促胸痛甚。改用清肺降气法,邪去则正安,能使症状缓解。

胡学军

医家风采

胡学军（1961— ），男，主任医师，教授，硕士研究生导师，湖南省名中医，任世界中医药学会联合会慢病管理专业委员会副会长、中国民族医药学会热病分会常务理事、中国中药协会呼吸病药物研究专业委员会常务委员、中国中西医结合学会呼吸病专业委员会委会，擅长咳嗽、哮喘、慢性支气管炎、慢性咽炎、慢性阻塞性肺疾病、肺心病、肺部感染、肺部肿瘤等疾病的中西医诊疗。

验方拾贝

验方1：六君子汤加减

[方药] 党参、白术、茯苓、炙甘草、枳壳、法半夏、橘红、矮地茶、前胡、鱼腥草、百部、白前、白花蛇舌草、半枝莲、延胡索、酸枣仁。

[功效] 补脾益肺，化痰止咳，祛瘀解毒。

[主治] 肺癌之肺脾气虚，瘀毒内结证。

[用法] 水煎，每日1剂，分2次温服。

[方义] 肺气受损，宣发升降失常，气机不利，子病及母，影响脾脏，脾为生痰之源，脾气虚则运化无力，输布水津失调，痰饮阻滞，日久生毒而生癌肿。临床表现为咳嗽、咳痰，胸闷气促，乏力，纳差，舌淡，苔薄白，脉细等。胡教授常从补益脾肺、化痰止咳入手，以六君子加减治疗。方中党参大补元气；白术、茯苓健脾益气、燥湿利水；橘红、枳壳理气宽中，化痰祛

湿；法半夏燥湿化痰；矮地茶化痰止咳、清利湿热、活血化瘀；前胡、白前降气化痰；鱼腥草清热解毒消痈；百部润肺止咳；延胡索行气活血止痛；酸枣仁宁心安神；白花蛇舌草、半枝莲解毒散结；炙甘草调和诸药。全方以顾护脾胃为先，辅以抑瘤散结，可顾护人体正气，增强免疫力。

验方2：肺瘤消散饮

[方药] 白花蛇舌草、臭牡丹、夏枯草、鱼腥草、半边莲、土贝母、莪术、法半夏、枳壳、党参、山药、甘草。

[功效] 化瘀解毒，扶正散结。

[主治] 肺癌早期之正气未衰，邪气尚轻（痰瘀毒内结证）。

[用法] 水煎，每日1剂，分2次温服。

[方义] 本病证多见于肺癌初期，正气未衰，邪气尚未入里，痰瘀毒郁结于内，可见咳嗽、气短、胸闷等，亦可无症状，常在体检时发现。此时患者以痰瘀毒内结为主，正气尚未虚衰，治疗以攻邪为主，多采用祛痰化瘀解毒之法，并辅以健脾和胃等扶正之法。方中白花蛇舌草、土贝母、半边莲、臭牡丹、鱼腥草等清热解毒；莪术活血散结；半夏、枳壳除湿祛痰；山药、党参益气健脾。全方以祛邪为主，攻早期之邪，防邪气伤正。

验方3：肺瘤康复方

[方药] 党参、白术、茯苓、枳壳、法半夏、化橘红、竹茹、延胡索、重楼、白花蛇舌草、猫爪草、建曲、制黄精、炙甘草。

[功效] 健脾和胃，解毒散结。

[主治] 肺癌中晚期之正气渐衰，邪气渐重证。

[用法] 水煎，每日1剂，分2次温服。

[方义] 本病证多见于肺癌中晚期，邪毒入里，病情加重，症状明显，或手术、放化疗、靶向药物治疗后正气渐衰，正邪胶结，临床表现为恶心呕吐、纳差不寐、头晕乏力、口干口苦等，故以健脾和胃为主法，兼解毒散结，采用肺瘤康复汤治疗。方中党参、白术、茯苓、甘草健脾益气；半夏、橘红燥湿健脾；竹茹和胃，枳壳理气，合用降逆止呕；建曲消食健运；黄精养阴益

气；重楼、白花蛇舌草、猫爪草解毒散结抗癌。全方以扶正为主，补正气之不足，扶正御邪。

经验点睛

胡教授认为肺癌病因病机错综复杂，与机体正气亏虚、外邪内侵或邪毒内生致脏腑气血失调、痰瘀内结等密切相关，具体可概括为"虚、毒、痰、瘀"。"虚"，主要为肺虚，肺虚又以肺气虚、肺阴虚为多，故首在补肺气、养肺阴。肺气虚证，见气短、乏力、咳嗽、舌淡、脉细等，治疗当补益肺气，方用补肺汤或黄芪四君子汤汤加减，药用党参、太子参、黄芪、五味子、玉竹等。肺阴虚则见咳嗽、气短、口干咽燥、舌偏红少津、脉细或细数等，治疗以滋养肺阴，方用沙参麦冬汤，药用麦冬、北沙参、百合、石斛等；阴虚已有化热之势，则加知母、天花粉、芦根、白茅根等养阴清热生津之品；肺气虚寒或阴阳两虚，在肺气虚的基础上见身寒手冷、背寒恶风、身困体倦、易感冒等，可在肺气虚或肺阴虚方剂中加黄芪、白术、防风、干姜、桂枝等。土为金之母，脾土虚损易致肺金亏虚，而见咳嗽、气短、纳差、便溏、乏力、舌淡、脉细等，故补肺之时常加健运脾胃之品，或脾肺同补，方用六君子汤、黄芪六君子汤，药用生晒参、党参、黄芪、山药、白术、茯苓等。脾胃阴虚，则用山药、明党参、麦冬、玉竹、石斛、白茅根等滋养胃阴；肺胃阴虚同见，则用益胃汤或麦冬汤；胃虚之和降失司，用半夏、枳壳、竹茹、旋覆花、芦根、生姜等和降胃气；对于素有脾胃虚寒见脘腹冷痛胀满，按之则舒者，当温中散寒，用理中汤加减；脾虚湿阻见腹胀便溏者，酌加砂仁、薏苡仁、土茯苓、炒白术等健脾祛湿，肺脾同治。

胡教授治疗肺癌讲究分期论治。（1）早期：疾病初起，正气未衰，邪气尚未入里，可见咳嗽、气短、胸闷等，亦可无症，常在体检时发现。此时患者以痰瘀毒内结为主，正气尚未虚衰，治疗以攻邪为主，辅以扶正，常选重楼、白花蛇舌草、土贝母、半边莲、鱼腥草、猫爪草、臭牡丹等解毒活血散结之品以抗癌消结，佐以健脾和胃、益肺养肺之品，采用肺瘤消散饮治疗。（2）中期：邪毒逐渐入里，病情加重，患者已有明显症状；或手术、放疗、化疗、靶向治疗后，正气渐衰，正邪胶着。治疗上应当标本兼顾，攻补兼施。常用四君子汤、六君子汤、异功散等加味，或采用肺瘤康复方治疗。化疗后患者表现为恶心呕吐、纳差不寐、头晕乏力、口干口苦等，用温胆汤加减，或酌加解毒散结之中药。（3）晚期：病久邪毒深藏，正气耗伤，或久用放化疗药物导致患者体质虚弱，导致肺脾气虚或肺脾肾俱虚。治疗应以扶正为主，辅以祛邪等药物，宜用六君子汤、参苓白术散、补肺汤、麦味地黄汤加减，酌情配合疏肝、养心、和胃、消食之品。同时应结合兼症以加减用药，如兼有阴虚火旺者加麦冬、北沙参、牡丹皮、天花粉等养阴清热；兼痰中带血者加白茅根、藕节炭、白及、侧柏叶等止血；夜寐欠佳者加夜交藤、合欢皮、酸枣仁、天竺黄等养心安神；纳少纳差者加建曲、麦芽、鸡内金等健胃消食；情志烦闷不畅者多用郁金、延胡索、柴胡等疏肝行气解郁。

总而言之，针对肺癌等肺系疾病，胡教授强调三点：一是详析病因病机，分清虚毒痰瘀；二是分期辨病，多维用药；三是顾护中州，调达气机。无论采用何种方式治疗肺癌，治疗多以"健脾补肺，祛邪解毒"为主法，且应将顾护中州作为重要的治疗原则并始终贯彻，不宜过用攻伐，攻邪先当顾护中州，只有脾胃健运，气血精微有源，正气不衰，才能不受邪侵。

医案采撷

医案1：肺脾气虚，痰瘀互结案

[资料] 患者，男，58岁。

[初诊] 2018年2月。主诉：反复咳嗽咳痰2个月余，再发加重1个月。患者自服止咳药未见好转，遂至医院就诊，胸部CT示：双肺尖部可见高密度影，考虑肺结核病灶；慢性支气管炎合并肺气肿改变；左下肺可见占位性病变，部分支气管阻塞。穿刺后病检提示中分化鳞癌。行手术切除原发病灶，术后患者拒绝放化疗，寻求中医治疗。现症见：咳嗽阵作，咳白痰，胸闷气促，夜寐欠佳，乏力，纳差，胸部稍痛，无咯血、潮热盗汗，纳可，二便正常，舌淡，苔薄白，脉细。西医诊断：肺癌（左下肺鳞癌，术后），陈旧性肺

结核，慢性支气管炎。中医诊断：肺积；辨证：肺脾气虚，痰瘀互结证。治法：补脾益肺，化痰止咳。处方：六君子汤加减。方药组成：党参15g，白术10g，茯苓15g，炙甘草6g，枳壳10g，法半夏9g，橘红12g，矮地茶15g，前胡10g，鱼腥草25g，百部12g，白前10g，白花蛇舌草25g，半枝莲15g，延胡索15g，酸枣仁15g。21剂，水煎，每日1剂，分2次温服。

[二诊] 2018年3月。患者诉咳嗽减轻，痰量减少，偶有胸闷气促，继守原方，改橘红10g、矮地茶18g、白花蛇舌草30g。继服21剂。

[三诊] 2018年4月。患者诉偶有咳嗽咳痰，活动稍气促，无胸痛。疗效尚佳，继前方加减，改茯苓12g、矮地茶15g、白花蛇舌草25g、延胡索12g，去前胡、白前，加重楼10g、猫爪草12g、建曲15g。

[随访] 续上方化裁治疗，患者病症缓解，并定期复查相关肿瘤指标及CT，1年后随访，未见复发转移征象。

医案2：肺脾气虚，瘀毒壅滞案

[资料] 患者，男，72岁。

[初诊] 2018年9月17日。主诉：咳嗽气促10余年，加重20余天。患者长期咳嗽、咳痰、气促，20天前加重于某医院纤支镜组织病理活检示右上肺鳞状上皮重度非典型增生并鳞癌变，PET-CT示多发淋巴结、锁骨、胸膜多处转移。患者既往有慢性阻塞性肺疾病、阵发性房颤等病史。现症见：咳嗽胸痛，咳绿痰，咳痰不爽，发热（最高体温38.4℃），气促，动则喘息汗出，腹胀腹痛，纳差，食入则吐，全身酸痛，神疲乏力，夜寐差，口干不苦，小便频少，大便干，舌红有齿痕，苔黄腻，脉弦细数。西医诊断：肺癌（肺鳞癌）。中医诊断：肺积；辨证：脾肺气虚，瘀毒内结证。治法：健脾补肺，祛邪解毒。处方：柴胡20g，党参15g，法半夏9g，黄芩9g，大枣10g，生姜12g，甘草5g，延胡索15g，防风10g，荆芥10g，苏叶15g，鱼腥草25g，金银花15g，橘红10g，枳壳10g，竹茹15g，佛手10g，杏仁10g。12剂。

[二诊] 患者诉咳嗽气促较前改善，咳白痰，已无发热，精神较前明显改善，仍考虑脾肺气虚，瘀毒内结证，予健脾补肺、祛邪解毒之法。在初诊方基础上改柴胡18g、黄芩8g、党参18g，加建曲15g。

［三诊］患者腹胀腹痛缓解，咳嗽气促明显减轻，纳食稍差，在初诊方基础上去柴胡、黄芩、防风、荆芥、苏叶、佛手，加白术10g、茯苓15g、八月札10g、鸡内金15g、枸杞子10g、矮地茶15g。14剂。

［随访］患者精神纳食明显好转，咳嗽不明显，气促改善，无腹胀腹痛、发热，随访患者半年，病情较为平稳。

柏正平

医家风采

柏正平（1958— ），男，主任医师，教授，博士研究生导师，全国名老中医药专家，全国名老中医药专家学术经验继承工作指导老师，全国名老中医药专家传承工作室指导老师，湖南省干部保健专家，湖南省名中医，任中国中西医结合学会呼吸病专业委员会副主委、中国中药协会呼吸病药物研究专委会副主委、湖南省中医药学会内科专业委员会主任委员等，擅长运用中医和中西医结合防治呼吸病、恶性肿瘤、消化病及内科疑难病症。

验方拾贝

验方：肺康方

[方药] 人参或生晒参、黄芪、半枝莲、石见穿、重楼、白花蛇舌草、灵芝、白术、臭牡丹、菝葜、淫羊藿、菟丝子、土茯苓、浙贝母、女贞子、郁金、葶苈子、五味子、山慈菇、猫爪草、天葵子、甘草。

[功效] 补肺健脾，清热化痰解毒。

[主治] 肺癌并双肺及淋巴结转移之肺脾气虚证。

[用法] 水煎，每日1剂，分2次温服。

[方义] 肺癌发病的根本原因为正气亏虚，以肺脾肾三脏亏虚为基础，机体气血亏虚，六淫邪气侵肺，肺宣发肃降功能失常，肺气郁结则气滞，气滞则血行受阻，津失输布，津聚为痰，痰凝气滞，痰瘀互结，癌毒内生，则发肺癌。肺癌病位虽然在肺，但与脾脏关系密切。临床表现为咳嗽咳痰，喘憋

气促，胸痛，疲乏，纳寐一般，二便调，舌淡，苔薄白，脉细等。临床治疗以补肺健脾、清热化痰解毒为法，采用肺康方治疗。方中人参或生晒参补益肺肾之气；五味子、灵芝强补气之功，兼止咳平喘；黄芪补益肺气；白术健运脾胃，培土生金；五味子、菟丝子、女贞子滋阴；淫羊藿补肾阳，金水相生；石见穿、半枝莲、重楼、白花蛇舌草、土茯苓、山慈菇、猫爪草等清热解毒、化痰软坚、消肿散结；浙贝母、葶苈子止咳化痰平喘，浙贝母还能软坚散结；郁金疏肝行气；菝葜解毒散瘀、利湿祛浊；甘草调和药性。诸药合用，肺脾肾三脏同治，标本兼治。

经验点睛

《外证医案》记载："正气虚则成岩。"当机体气血亏虚时，六淫邪气乘虚入肺络，导致肺宣发肃降功能失常，肺气郁结则气滞，气滞则血行受阻，肺不布津，津失输布，津聚为痰，痰凝气滞，瘀阻脉络，痰瘀互结，则癌毒内生，癌毒又使正气虚衰，从而导致肺癌发生。柏老将肺癌的病机特点总结为四个方面：(1) 正虚为本，因虚致实，虚实夹杂。(2) 痰瘀阻肺，热毒内结为发病之根。(3) 病位在肺，与肝脾肾关系密切。(4) 久病体虚，传变多脏。其发病的根本原因在于正气亏虚，以肺脾肾三脏亏虚为主。

根据此病因病机的特点，柏老提出了相关的治疗思路：

(1) 病证结合，标本兼治。在抑制肿瘤发展方面，常运用重楼、白花蛇舌草、半枝莲、石见穿、菝葜等清热解毒药物。然不同的病理类型，其用药亦不同，如治疗肺腺癌，常用龙葵、菝葜、山慈菇等；肺鳞癌则常用半枝莲、土茯苓、紫草根、夏枯草等。

(2) 扶正益气消积，祛邪化痰清热解毒。扶正益气并不是单纯的补益，消积也不是一味地软坚散结、活血逐瘀，而是灵活采用补而不滞、消而不耗的平性药物，临证中常用生晒参、黄芪、白术、淫羊藿、菟丝子、女贞子、灵芝等扶正益气，提高机体免疫力，抑制肿瘤的生长转移；用山慈菇、郁金、土茯苓、夏枯草、重楼、白花蛇舌草、半枝莲、石见穿、菝葜等消积散结，攻而不伤正。

(3) 擅用虫类药物。久病入络，久病必瘀，因此其抗癌还喜用全蝎、蜈蚣、僵蚕、土鳖虫、地龙等虫类药通络。虫类药善搜剔攻毒，可入里入络改善血液循环，促使痰化瘀消。虫类药攻势猛烈，需根据患者体质、病情轻重、脾胃肝肾功能等情况选择用药，用药应掌握剂量、疗程、配伍，谨防产生毒副作用、过敏反应。

(4) 肺肾同治，肺脾同调。采用生晒参、黄芪、菟丝子、淫羊藿、女贞子等药物补肺益肾；晚期肺癌脾胃衰败者，常用黄芪、白术、砂仁、炒谷芽等药物健脾益胃，健脾气而充肺气。柏老认为，调畅气机在晚期肺癌的治疗中具有重要作用，常用柴胡、郁金、木香等疏肝理气药，一则调理气机，二则调和肝脾，如此能改善患者的身心症状。

(5) 中西结合，相互为用。临证时常结合现代药理学研究用药，如重楼、白花蛇舌草、夏枯草、蜈蚣、全蝎等清热解毒、软坚散结类药物具有抗癌作用；黄芪、女贞子、菟丝子、淫羊藿等益气生精类药物不仅可以提高免疫力，还具有抗转移的作用。

(6) 注重治疗并发症。合并胸腔积液者用泽泻、大腹皮、天葵子等泻肺利水平喘；骨转移者用骨碎补、补骨脂、杜仲等补肾强骨；肝功能异常者用茵陈蒿、虎杖等清热解毒、利胆退黄；咳嗽有痰者用野荞麦根、陈皮、法半夏、款冬花、浙贝母、百部等止咳化痰；顽痰者加皂角刺祛痰止咳；痰中带血者加大黄炭、蒲黄炭、白及、仙鹤草等止血；胸闷气短者用黄芪、淫羊藿、菟丝子等补肺益肾；疼痛者用石见穿、败酱草、蜈蚣、全蝎等活血祛瘀、通络止痛；口干者用石斛、天花粉、玉竹等清热生津；咽部不适者用木蝴蝶、牛蒡子、薄荷等清热利咽；鼻塞者用辛夷、苍耳子、细辛等宣通鼻窍；纳差者用白术、炒麦芽、山楂、神曲等健脾消食、益胃；大便干结者用火麻仁润肠通便；寐差者用酸枣仁、柏子仁等养心安神，以助眠。

(7) 调理体质，灵活使用剂量。柏老根据患者体质的不同施以不同的药物，如阴虚体质，慎用温热伤阴之药，用药应甘寒清润；阳虚患者，慎用寒凉伤阳之药，用药应温补助火。在用药剂量方面，体质壮实者、偏急躁者，药量宜重；体质瘦弱者，药量应轻。

(8) 重视心理，带瘤生存。肺癌患者体质虚弱，难以耐受各种治疗所带来的不良反应，因此柏老指出，在临床治疗中要注重稳定患者的心态，多鼓励患者，让其树立战胜疾病的信心。治疗肺癌并不是"见瘤杀瘤"，而是要稳定或是改善患者的症状，延缓疾病的进展，使患者能够"带瘤生存"。

（9）肺癌术后，扶正为主。针对肺癌术后，柏老提出其病机以正虚为主，余邪留伏为辅，治疗关键在于防止肿瘤复发转移，以扶正固本、益气滋阴为主，解毒祛瘀、化痰祛湿为辅。并强调要调节情志，增强体质，提高机体免疫力。

总而言之，柏老治疗肺癌有四要：一要匡扶正气，重在肺脾肾；二要攻伐癌毒，善用虫药；三要调整体质，阴平阳秘；四要守法守方，慢病缓调。

医案采撷

医案1：肺脾气虚案

[资料] 患者，男，70岁。

[初诊] 2020年4月6日。右上肺前段组织鳞状细胞癌患者，现症见：易疲乏，咳嗽咳痰，咳少量白痰，无痰中带血丝，喘憋气促，胸痛，纳寐一般，二便调，舌淡，苔薄白，脉细。西医诊断：肺癌（右肺鳞癌）。中医诊断：肺积；辨证：脾肺气虚证。治法：补肺健脾，清热化痰解毒。处方：肺康方加减。方药组成：人参10g，黄芪20g，半枝莲15g，石见穿10g，重楼5g，白花蛇舌草15g，灵芝20g，白术10g，臭牡丹20g，菝葜10g，淫羊藿10g，菟丝子10g，土茯苓15g，浙贝母10g，女贞子10g，郁金10g，葶苈子10g，五味子10g，山慈菇10g，猫爪草15g，天葵子10g，甘草5g。30剂，水煎，每日1剂，分早晚2次温服。并嘱咐患者清淡饮食，忌食辛辣温燥、油烤煎炸之品，戒烟戒酒，放松心情，积极面对疾病。

[二诊] 咳嗽咳痰，咳少许淡黄色黏痰，胸痛明显，活动后气促，易汗出，精神可，纳欠佳，食欲不振，寐可，二便可，舌淡，苔薄白，脉细。前方加莪术10g，木香10g、蜈蚣1条、鱼腥草10g，30剂，水煎，每日1剂，分早晚2次温服。

[三诊] 咳嗽咳痰次数减少,气促,活动后加重,胸痛,易汗出,精神可,纳可,大便不成形,每日1~2次,舌淡,苔薄白,脉细。前方加白芍10g,30剂,水煎,每日1剂,分早晚2次温服。

[四诊] 咳嗽咳痰,偶有痰中带血丝,喘憋,胸痛稍减轻,胸闷气促,活动后加重,精神可,纳寐可,大便每日1~2次,舌淡,苔薄白,脉沉细。上方加三七5g、法半夏10g、前胡10g、金荞麦10g、地龙10g。30剂,水煎,每日1剂,分早晚2次温服。

[五诊] 偶有咳嗽咳痰,偶有痰中带血丝,胸闷气促,活动后加重,喘憋,胸部隐痛,口干,咽痛,精神一般,纳寐可,夜尿多,大便调,舌淡,苔薄白,脉细。前方加墨旱莲10g,30剂,水煎,每日1剂,分早晚2次温服。

后续定期复诊,目前状态良好,可正常生活及劳作。

医案2:气阴亏虚,瘀毒交织案

[资料] 患者,男,44岁。

[初诊] 2021年10月13日。主诉:肺腺癌术后1个月余。现病史:患者2021年7月体检发现右下肺有一约8mm磨玻璃结节,完善相关检查后考虑肺癌可能性大,后于当地医院行右下肺癌根治术,术后病理检查提示中分化腺癌,术后痊愈出院。后反复咳嗽咳痰,遂来就诊。现症见:咳嗽咳痰,痰色黄白相兼,质黏难咳,量少,胸闷气促、活动后明显,右侧胸痛,口干,无口苦,咽痒,乏力,纳可,寐一般,二便可,舌淡,苔薄白,脉细。有数十年吸烟史。2021年10月7日肺部X线示:右肺部分切除术后改变,右下肺少许渗出或纤维灶,右膈少许粘连,右侧少量胸腔积液。西医诊断:肺癌(右下肺腺癌术后,T2aN0M0ⅠB期)。中医诊断:肺积;辨证:气阴亏虚,瘀毒交织证。治法:益气养阴,解毒散结,清热化痰。处方:人参10g,黄芪20g,灵芝20g,白术10g,淫羊藿10g,菟丝子10g,浙贝母10g,前胡10g,法半夏10g,半枝莲15g,重楼10g,白花蛇舌草15g,郁金10g,土茯苓15g,山慈菇10g,女贞子10g,猫爪草15g,莪术10g,蒲公英15g,鱼腥草15g,石见穿10g,石斛15g,木蝴蝶5g,蜈蚣2g,甘草5g。30剂,水煎,每日1剂,

早晚温服。嘱其戒烟，忌辛辣、油腻、生冷之品，平素注意休息保暖，保持心情愉悦。

［二诊］2021年11月11日。咳嗽咳痰缓解，痰少，活动后稍感胸闷气促，胸痛稍好转，无口干，咽痒缓解，乏力，纳寐可，二便可。上方去石斛，加臭牡丹20g、土鳖虫10g。30剂，煎服法同前。

［三诊］2021年12月15日。无明显咳嗽咳痰，稍感胸闷，余无明显特殊不适，纳寐可，二便可。上方去前胡、蜈蚣、木蝴蝶，加薏苡仁20g。30剂，煎服法同前。

［随访］此后患者坚持中医药治疗，症状明显改善，生活质量提高，病情平稳。

袁长津

医家风采

袁长津（1946— ），男，主任医师，教授，硕士研究生导师，全国名中医，全国老中医药专家学术经验继承工作指导老师，国家级中医名医工作室指导老师，湖南省名中医，任中华中医药学会理事、亚健康专业委员会副主委、中国医师协会理事、湖南省中医药学会副会长等，擅长良恶性肿瘤、呼吸系统疾病、病毒感染性疾病、糖尿病及其并发症等疾病的中医药治疗。

验方拾贝

验方1：血府逐瘀汤加减

[方药] 柴胡、黄芩、法半夏、当归、生地黄、桃仁、红花、枳壳、全瓜蒌、丹参、百部、甘草。

[功效] 消痰散结，化瘀解毒。

[主治] 肺癌之痰瘀阻络证。

[用法] 水煎，每日1剂，分2次温服。

[方义] 此病证多因在正气亏虚的基础上邪气入侵机体，邪盛正衰，炼液为痰，痰瘀互结，阻塞肺络，肺气失宣所致。临床表现为咳嗽，胃脘不适，小腹胀，寐差，纳差，面黑，舌紫苔黄，脉弦细等。袁老以血府逐瘀汤为基础方加减治疗消痰散结、化瘀解毒。方中柴胡疏肝解郁；黄芩苦寒清热；法半夏、全瓜蒌、枳壳、百部化痰散结；当归补血活血；生地黄清热凉血、养阴生津；桃仁、红花、丹参活血祛瘀；甘草调和诸药。诸药合用，痰消、瘀

化、毒解，邪去则诸症可除。

验方2：经验方

［方药］柴胡、黄芩、法半夏、丹参、百部、甘草、浙贝母、紫苏梗、麦冬、厚朴、茯苓、麻黄、南沙参、牛蒡子、桑白皮、虎杖。

［功效］化瘀解毒，清热祛痰。

［主治］肺癌术后之余毒未清，痰热阻肺，气阴两伤证。

［用法］水煎，每日1剂，分2次温服。

［方义］此病证多因肺癌术后瘀毒未清，痰热内阻，另有手术戕伐正气，伤及肺阴，出现痰热阻肺之实证与气阴亏虚之虚证，属虚实夹杂之证。临床表现为干咳，或痰中带血，咽中异物感，活动后气促，声音嘶哑，舌淡红，苔薄白，脉沉细等。方中柴胡疏肝解郁；黄芩、浙贝母、桑白皮、虎杖、牛蒡子清热解毒；茯苓健脾祛湿；法半夏、麻黄、桑白皮、百部化痰止咳；丹参祛瘀散结；紫苏梗、厚朴行气化痰；麦冬、南沙参养阴。全方扶正与祛邪兼顾，疗效较好。

经验点睛

脾为生痰之源，肺为贮痰之器，脾肺功能失调，津液输布失常，则痰多；肺癌为慢性病，久病多瘀，因此，袁教授认为痰瘀为肺癌形成的关键因素，临床喜用痰瘀同治法，并辅以少量补虚药，常以血府逐瘀汤为基础方加减治疗，以活血化瘀、豁痰散结。处方：柴胡、黄芩、法半夏、当归、生地黄、桃仁、红花、枳壳、全瓜蒌、丹参、百部、甘草。如咳吐黄脓痰者加芦根、薏苡仁、冬瓜子、浙贝母、虎杖等清热化痰；胸闷胸痛、气促者加厚朴、葶苈子等理气、利水、平喘；纳差者加陈皮、白术、茯苓、砂仁等理气健脾；乏力、心悸者加黄芪、太子参、五味子等益气；口渴者加麦冬、玉竹等滋阴生津。袁教授治疗肺癌等恶性肿瘤主张"以和为贵"，其自制的清肺散结丸，具有清肺化痰、消瘀散结之功。并强调，治疗中不可一味地使用抗癌攻毒之品，避免损伤正气，同时注意顾护脾胃，充气血生化之源。

医案采撷

医案1：肺脾气虚，瘀毒痰结案

[资料] 患者，男，66岁。

[初诊] 2020年7月7日。2020年7月2日胸部CT示：右肺上叶占位，考虑中央型肺癌，纵隔及双肺门淋巴结可见，建议增强CT或纤维支气管镜检查，结果显示慢性支气管炎，肺气肿，双肺少许慢性炎症。现症见：咳嗽明显，胃脘不适，小腹胀，偶肠鸣，寐差，难入睡，只能睡4~5h，夜寐时双足麻，怕热，纳差，大便成形，每日1次，面黑，舌紫，苔黄，脉弦细。西医诊断：肺癌。中医诊断：肺积；辨证：痰瘀阻络证。治法：消痰散结，化瘀解毒。处方：血府逐瘀汤加减。方药组成：柴胡12g，黄芩15g，法半夏10g，丹参15g，百部15g，茯神20g，当归15g，桃仁10g，麻黄6g，生地黄18g，甘草8g，红花8g，三七8g，平贝母12g，枳壳12g，赤芍15g，白花蛇舌草30g，15剂，每日1剂，水煎，分2次温服。另自制清肺散结消瘰丸，30包，每次半包，每日2次。

[二诊] 2020年8月11日。患者服药后咳嗽明显减轻，睡眠较前改善，食欲增强，胃隐痛伴烧灼感，时觉腹胀，肠鸣，小腹有烧热感，精神可，夜寐时双足仍麻木，怕黑，大便不成形，每日1次，面黑，舌淡紫有瘀斑，苔黄，脉弦细。处方：柴胡12g，黄芩15g，法半夏10g，丹参15g，百部15g，当归15g，桃仁10g，甘草8g，红花8g，三七9g，平贝母12g，赤芍15g，白花蛇舌草30g，山慈菇12g，南沙参25g，太子参30g，茯苓20g，薏苡仁30g，厚朴15g，15剂，每日1剂，水煎，分2次温服。

医案2：瘀毒未清，痰热阻肺案

[资料] 患者，女，66岁。

[初诊] 2021年9月1日。患者于2021年3月16日行右下肺癌根治术。现症见：咳嗽，以干咳为主，咽中异物感，快走则气促，无胸闷胸痛，怕冷

怕热，纳可，易醒，尿失禁，大便可，舌淡红，苔薄白，脉沉细。有骨质疏松、子宫全切术病史。胸部CT：右下肺术后改变，双肺渗出大致同前；右侧胸腔积液较前吸收减少。西医诊断：肺癌（术后）。中医诊断：肺积；辨证：瘀毒未清，痰热阻肺证。治法：清热化痰，化瘀解毒。处方：柴胡12g，黄芩15g，法半夏10g，丹参15g，百部15g，甘草8g，浙贝母15g，紫苏梗12g，麦冬15g，厚朴15g，茯苓15g，麻黄6g，南沙参30g，牛蒡子10g，桑白皮15g，虎杖30g。12剂，每日1剂，早晚温服。

[二诊] 2021年9月15日。患者咳嗽、气促明显好转，偶有咳嗽，咽中异物感，自觉骨痛，活动后易汗出，怕冷甚，纳可，易醒，入睡困难，二便调，舌暗红，苔薄黄，脉细数。前方去南沙参、麦冬、牛蒡子、虎杖，加三七8g、桔梗10g、杏仁10g、蒲公英30g。7剂。

[三诊] 2021年9月22日。咳嗽明显减轻，咽中轻微异物感，时有胸闷，怕冷怕热，易汗出，纳寐可，大便不成形，每日1次，小便可，舌淡，苔薄黄腻，脉细。二诊方去桑白皮、杏仁、浙贝母、蒲公英，加南沙参30g、瓜蒌皮15g、山慈菇10g、白花蛇舌草30g。10剂。

[四诊] 2021年10月13日。症状明显好转，故守一诊方10剂，继续治疗。

医案3：正气亏损，痰热阻肺案

[资料] 患者，男，54岁。

[初诊] 2010年3月26日。主诉：咳嗽、咳痰、痰中带血1个月。CT检查发现右肺占位病变，诊断为右肺周围型肺癌。于2010年2月25日在全麻下开胸行右肺下叶癌根治术，术后病理检查为低分化癌（腺鳞癌），肺门淋巴结有癌转移（2/4）。3月19日开始第1个周期的化疗。现为肺癌术后化疗。现症见：虚弱，喘促，纳差，体倦乏力，口苦咽干，时发寒热，右侧胸痛，频发干咳，大便干结，舌淡紫，苔白，脉细弦。西医诊断：肺癌。中医诊断：肺积；辨证：正气亏损，余毒未清，痰热阻肺，气阴两伤证。治法：清热解毒，化痰止咳，益气养阴。处方：柴胡10g，法半夏10g，黄芩15g，太子参20g，南沙参30g，丹参15g，百部15g，川贝母6g，黄芪30g，黄精25g，麦冬

18g，虎杖 18g，白花蛇舌草 30g，甘草 6g。14 剂。

[二诊] 2010 年 4 月 23 日。患者于 4 月 19 日 CT 检查示：右肺下叶癌切除术后改变；右上肺肿块（2.2cm×2.0cm）；右侧胸腔积液（右上液气胸）。4 月 21 日进行第 2 个周期的化疗。现症见：身体虚弱，气短乏力，食欲不振，咳痰不爽，面色萎黄，舌苔白，脉细。处方：黄芪 30g，太子参 30g，黄精 20g，当归 12g，白术 18g，麦冬 15g，柴胡 6g，升麻 6g，南沙参 30g，浙贝母 16g，陈皮 10g，五味子 10g，莪术 10g，炙甘草 6g。20 剂。

[三诊] 2010 年 7 月 9 日。患者于 5 月 21 日、7 月 2 日先后 2 次复诊，均以上方加减治疗。已完成第 3、4 个周期的化疗。现症见：精神疲倦，食欲不振，胸脘痞闷，时时欲吐，头发脱落，大便溏泄，舌淡紫，苔白润，脉细。白细胞计数：$2.1×10^9/L$；癌胚抗原：18.2 ng/ml。处方：黄芪 30g，白术 15g，白蔻仁 6g，麦冬 15g，北沙参 25g，山药 20g，薏苡仁 30g，莪术 12g，陈皮 10g，法半夏 10g，神曲 15g，炒山楂 15g，当归 12g，柴胡 6g，升麻 6g，白花蛇舌草 30g，炙甘草 6g。15 剂。

[四诊] 2010 年 8 月 21 日。患者仍气短乏力，恶寒手凉，稍有不慎即发感冒咳嗽，大便稀溏，每日 2~3 次，面色萎黄，舌苔薄白，脉细弱。脾胃仍虚，正气未复，予健中和胃、益气固卫、养血清肺之法。处方：黄芪 30g，鸡血藤 30g，党参 18g，炒白术 12g，法半夏 10g，茯苓 15g，陈皮 10g，砂仁 6g，防风 10g，黄精 18g，南沙参 18g，干姜 8g，炒薏苡仁 30g，仙鹤草 30g，大枣 15g，白花蛇舌草 25g，炙甘草 6g。20 剂。

[五诊] 2010 年 10 月 29 日。诸症好转，食欲、精神均有改善，患者自行再服用原方 20 剂。近日感冒后咳嗽、气喘加重，咳吐黄痰，有时痰中夹有血丝，右胸痛。CT 检查示：肺部感染，右胸少量积液，舌淡紫，苔黄微腻，脉弦细。处方：麻黄 8g，杏仁 10g，桑白皮 15g，茯苓 30g，薏苡仁 30g，炒枳壳 10g，黄芩 15g，百部 15g，葶苈子 15g，芦根 20g，蒲公英 30g，仙鹤草 30g，法半夏 10g，侧柏叶 15g，北沙参 25g，白花蛇舌草 25g，甘草 6g，大枣 15g。

[六诊] 2010 年 12 月 28 日。上方加减服用 30 余剂。现咳喘减轻，咳吐白痰，已无血丝，仍有胸闷痛感，乏力，食欲及二便均可。舌脉与前无大异。予补泻兼施法：益气养血，健脾和胃，祛痰化瘀，清肺解毒。处方：黄芪

30g，鸡血藤 30g，党参 18g，炒白术 12g，法半夏 10g，茯苓 15g，陈皮 10g，黄芩 15g，百部 15g，丹参 15g，桃仁 10g，全瓜蒌 18g，南沙参 18g，山药 18g，半枝莲 30g，天冬 15g，炙甘草 6g。20 剂。

［七诊］2011 年 5 月 20 日。患者服药后自觉病情平稳好转，遂自行按原方间断服用了数十剂。近日感冒后头痛，恶寒，发热，咳嗽、气喘加重，咳吐淡黄色痰涎，口苦，咽痛，舌苔黄，脉弦细。处方：柴胡 15g，黄芩 15g，法半夏 10g，麻黄 8g，杏仁 10g，桑白皮 15g，茯苓 15g，党参 15g，羌活 15g，桔梗 10g，蒲公英 30g，白僵蚕 12g，炒枳壳 10g，甘草 6g，白花蛇舌草 25g。上方随症加减服用 12 剂后，诸症基本消除，后以 2010 年 12 月 28 日方辨证加减，续服调治。

［八诊］2011 年 11 月 25 日。病症明显改善，食欲增加，体重增加，日常生活、娱乐皆如常人。白细胞计数：3.2×10^9/L，癌胚抗原：9.2 ng/ml。仍干咳，咽喉部干痒不适，快走、爬坡稍久则气短乏力，右侧胸部疼痛，手术创口处有牵拉不适感，舌淡紫，苔薄黄少津，脉细。处方：黄芪 30g，南沙参 30g，麦冬 15g，鸡血藤 30g，黄芩 18g，天冬 18g，百部 18g，丹参 18g，党参 18g，麻黄 6g，桑白皮 15g，杏仁 10g，浙贝母 12g，白花蛇舌草 30g，甘草 6g。20 剂。

［九诊］2012 年 5 月 18 日。病症改善，仍时有胸闷不适，心悸，气短，乏力，口咽干燥，舌脉与前无大异。处方：黄芪 30g，南沙参 30g，黄精 18g，当归 12g，黄芩 18g，麦冬 18g，五味子 8g，百部 18g，丹参 18g，党参 15g，升麻 8g，柴胡 8g，白术 15g，陈皮 10g，太子参 15g，白花蛇舌草 30g，甘草 6g。20 剂。

［十诊］2012 年 10 月 26 日。患者精神及食欲均好转，但近日胸部及右胁疼痛，头晕头痛，舌淡紫，苔薄黄，脉细涩。白细胞计数：3.4×10^9/L，癌胚抗原：13.5ng/ml。予益气化瘀、清肺解毒法。处方：黄芪 30g，黄精 20g，柴胡 12g，炒枳壳 10g，天麻 10g，川芎 10g，赤芍 15g，丹参 18g，黄芩 15g，百部 15g，桃仁 10g，红花 10g，生地黄 15g，冬凌草 30g，炙甘草 6g，白花蛇舌草 30g。20 剂。

［十一诊］2013 年 6 月 7 日。因外感后咳嗽近 1 个月，经治疗后咳嗽缓

解，仍微喘，胸闷时痛，气短乏力，纳差。白细胞计数：4.1×10^9/L，癌胚抗原7.5 ng/ml。处方：黄芪30g，黄精20g，党参15g，山药15g，当归12g，柴胡8g，黄芩15g，升麻8g，麻黄8g，杏仁10g，炒葶苈子15g，丹参15g，百部15g，炒枳壳10g，蒲公英30g，甘草6g。20剂。

[十二诊] 2013年11月8日。近日咳嗽，气喘，右侧胸痛加重，小便量少色黄，舌淡紫，苔薄黄而润，脉细。经CT检查发现有少量胸水。处方：柴胡12g，炒枳壳10g，赤芍13g，丹参15g，红花6g，桑白皮18g，当归12g，百部15g，黄芩15g，沙参30g，黄芪30g，麻黄8g，桃仁10g，葶苈子18g，猪苓30g，天冬18g，地龙15g，薏苡仁30g，甘草6g，白花蛇舌草30g。20剂。

[十三诊] 2014年7月4日。患者自诉咳嗽、胸痛诸症痊愈。经检查胸水已消失，白细胞总数及癌胚抗原指标均正常。面色红润，精神饱满，体态匀称，行走快捷，呼吸均匀。根据患者要求，以2012年5月18日方为基础，适当精简调整，间断服用半年，以巩固疗效。

医案4：痰热蕴肺案

[资料] 患者，男，62岁。

[初诊] 2009年5月22日。患者于2009年4月初出现咳嗽、气喘、咳痰有血丝等症状，数月不愈，经检查诊断为左下肺占位病变，纵隔内见淋巴结。于4月21日行左肺全切术，病检示：左肺中分化鳞状细胞癌，淋巴结转移1/10；5月20日CT检查示：左侧胸腔有中等量积液。术后患者仍咳嗽、气喘、心悸，伴左胸胀痛。现症见：咳吐淡黄色痰涎，气喘，不耐平卧，左胸闷痛，背胀不适，身体虚弱，时发寒热，舌苔淡黄，脉弦。西医诊断：肺癌。中医诊断：肺积；辨证：痰热蕴肺证。治法：清泄肺热，化痰平喘。处方：麻黄6g，杏仁10g，柴胡10g，法半夏10g，黄芩12g，太子参20g，茯苓15g，桑白皮15g，陈皮10g，葶苈子20g，苏子10g，川贝母10g，全瓜蒌15g，虎杖15g，蒲公英30g，炙甘草6g。14剂。

[二诊] 2009年6月8日。咳喘、胸痛等明显减轻，身体状况明显改善，左胸手术伤口处仍胀痛不适，口干苦，小便量少，舌脉同前。原方去宣肺平

喘药，加利水抗癌药。处方：柴胡12g，黄芩12g，法半夏10g，太子参30g，茯苓15g，麦冬15g，炒葶苈子20g，全瓜蒌20g，陈皮10g，虎杖15g，猫爪草12g，白花蛇舌草30g，蒲公英30g，薏苡仁30g，川贝母6g，白茅根30g。上方服15剂后，咳喘、胸胀痛等基本消除，体力增强。6月29日胸片示：未见胸水。

医案5：外寒内饮，营血凝滞案

[资料] 患者，男，66岁。

[初诊] 2010年12月9日。患者因手指肿硬苍白发凉4个多月，伴多处关节疼痛、咳嗽2个月，身体逐渐消瘦于某医院诊断为硬皮病、右上肺肿块病变（肺癌？）、原发性高血压病。11月24日CT检查示：右上肺内可见一不规则软组织密度肿块影，大小约4.2cm×3cm。现症见：咳嗽，气喘，咳吐白色痰涎，畏寒，乏力，胸痛，纳差，二便可，指尖发凉苍白，面部及手臂皮肤僵硬紧绷，舌淡紫，苔白，脉沉细。西医诊断：肺癌。中医诊断：肺积；辨证：外寒内饮，营血凝滞证。治法：散寒化饮，活血通络。处方：小青龙汤合当归四逆汤加减。方药组成：麻黄10g，桂枝12g，法半夏10g，白芍12g，北细辛6g，当归15g，杏仁10g，川木通8g，干姜8g，丹参15g，百部15g，地龙12g，黄芩12g，全瓜蒌18g，炙甘草6g。每日1剂，分2次服。

[二诊] 2011年2月19日。咳喘、畏寒、手指僵冷肿胀诸症均有好转，继予原方加减治之，前后服用40余剂。现症见：干咳，咽痒不适，咳痰不爽，口渴，胸痛，乏力，舌淡紫，苔薄黄而干，脉细涩。治法：宣肺止咳，行气活血，补气滋阴。处方：南沙参30g，党参18g，麻黄6g，杏仁10g，桑白皮15g，全瓜蒌18g，红花6g，黄芩15g，百部15g，生地黄15g，当归12g，贝母9g，丹参15g，炒枳壳10g，桔梗9g，蒲公英30g，甘草6g。每3天服2剂，每日服2次。

[三诊] 2011年5月13日。上方随症加减治疗，现咳嗽轻微，体力精神明显改善，食欲增加，仍胸痛，肩背痛，时感头晕头痛，唇舌淡紫，苔薄黄，脉细涩。治以活血化瘀、宽胸散结为主，兼补气阴、扶正气。处方：柴胡12g，枳壳10g，川芎10g，赤芍15g，生地黄20g，当归12g，红花10g，桃仁

10g，党参 15g，南沙参 30g，莪术 12g，白花蛇舌草 30g，蜈蚣 3 条，地龙 15g，炒薏苡仁 30g，甘草 6g。

[四诊] 2011 年 8 月 19 日。服药后疼痛等症状均有改善，以上方加减治疗。现生活自理能力及娱乐、运动等几如常人。仍时有胸闷不适、咳吐黄痰，夜间常发右臂麻痛，右颈部淋巴结肿大，舌淡紫，苔淡黄微腻，脉细。处方：柴胡 12g，枳壳 10g，丹参 15g，百部 15g，黄芩 15g，生地黄 20g，当归 12g，红花 10g，桃仁 10g，太子参 18g，黄芪 30g，白花蛇舌草 30g，生牡蛎 30g，茯苓 15g，浙贝母 12g，法半夏 10g，青风藤 20g，甘草 6g。20 剂。

[五诊] 2011 年 10 月 18 日。咳嗽、咳痰等均显著减轻，颈部瘰疬已消。CT 示：右上肺不规则软组织密度结节影较前明显缩小，纵隔内各组织间隙淋巴结较前明显缩小、减少。仍有咳吐黄痰，胸部闷痛，手指肿胀冷痛，手臂麻木，舌淡紫，苔薄白，脉细。处方：柴胡 12g，炒枳壳 10g，川芎 10g，赤芍 15g，生地黄 18g，桃仁 10g，红花 10g，白花蛇舌草 30g，丹参 15g，黄芪 30g，青风藤 30g，百部 15g，黄芩 15g，蒲公英 30g，炙甘草 6g。20 剂。

[六诊] 2012 年 3 月 14 日。上方经加减服用了两个多月后咳嗽、咳痰、胸痛诸症痊愈。胸部 CT 复查示：右上肺结节消失。现畏寒，手指发凉肿痛，舌淡，苔薄白而润，脉沉细。治以温经散寒、益气化瘀、祛湿通痹之法。处方：当归 15g，桂枝 12g，赤芍 15g，北细辛 5g，黄芪 30g，党参 15g，桃仁 10g，红花 10g，莪术 12g，炒枳壳 10g，丹参 15g，百部 15g，黄芩 15g，青风藤 20g，白花蛇舌草 30g，炙甘草 6g。20 剂。

[随访] 至今，患者生活、娱乐皆如常人。

徐基平

医家风采

徐基平（1962— ），男，主任医师，教授，硕士研究生导师，全国名老中医药专家学术继承人，湖南省名中医，衡阳市名医，任中华中医药学会肿瘤分会委员会委员、湖南省中医药和中西医结合学会肿瘤专业委员会副主委、衡阳市抗癌协会常务理事，擅长运用中医药治疗良恶性肿瘤、急慢性疮疡、皮肤病及疑难杂症。

验方拾贝

验方1：补肺汤合千金苇茎汤加减

［方药］黄芪、党参、浙贝母、桔梗、矮地茶、白术、五味子、苇茎、薏苡仁、桃仁、冬瓜子、天冬、臭牡丹、预知子、蜈蚣、猫爪草、土贝母、半边莲、蛇莓、甘草。

［功效］益气养阴，清热解毒。

［主治］肺癌之阴虚毒热证。

［用法］水煎，每日1剂，分2次温服。

［方义］本病证多因药毒灼伤阴液，加之放化疗"火毒之邪"加重肺阴的亏损所致。临床表现为咳嗽，咳黄痰，乏力，口干，胸痛，舌紫红，苔白厚，脉细数等。治疗当以益气养阴、清热解毒为法，以补益肺气的补肺汤联合清肺化痰、逐瘀排脓的千金苇茎汤加减治疗。补肺汤方中党参、黄芪、白术补脾益气，培土生金；桔梗、浙贝母、矮地茶祛痰止咳，其中桔梗还能排

脓，浙贝母还能清热散结解毒，矮地茶还能利湿活血；五味子敛肺益气；天冬滋阴润肺；臭牡丹、半边莲、猫爪草、蛇莓、土贝母等解毒抗癌。千金苇茎汤中苇茎清肺热；冬瓜子涤痰排脓、清热利湿；薏苡仁清化痰热、利湿排脓；桃仁活血祛瘀，与冬瓜子配合，使痰瘀从大便而解，瘀去则肿消；预知子、蜈蚣理气活血解毒。诸药合用，共奏清热、逐瘀、排脓、益气、滋阴之功。

验方2：肺瘤方加减

[方药] 人参、茯苓、僵蚕、瓜蒌皮、金钱草、地龙、女贞子、重楼、白术、天南星、枳壳、喜树果、灵芝、陈皮、法半夏、黄芪、斑蝥、甘草。

[功效] 益气扶正，解毒散结。

[主治] 肺癌之气阴亏虚证。

[用法] 水煎，每日1剂，分2次温服。天南星、灵芝、斑蝥先煎。

[方义] 肺癌病至晚期，气阴亏虚，不耐攻伐，故治疗应以扶正为主，佐以祛邪。徐教授采用肺瘤方加减益气扶正、解毒散结。方中人参、黄芪、灵芝、茯苓、白术、女贞子益气扶正；陈皮、法半夏、僵蚕、天南星燥湿化痰、消痞散结；喜树果、斑蝥破血消癥、攻毒抗癌；枳壳、瓜蒌皮行气化痰；甘草调和诸药。气虚痰湿型加苍术、薏苡仁祛湿；阴虚热毒型加麦冬、生地黄、蒲公英、金银花清热滋阴；气血瘀滞型加水蛭、穿山甲活血；气阴两虚型加麦冬、天冬滋阴。

经验点睛

徐教授认为肺癌是由于正气虚损，阴阳失调，脏腑功能障碍，邪气乘虚袭肺，肺宣降失司，气机不利，血行凝滞，气滞、血瘀、痰凝、热毒胶结于肺，日久形成积块。徐教授根据临床诊疗经验将肺癌的临床证型分为气阴两虚、气虚痰湿、阴虚毒热、气滞血瘀四大类。（1）气阴两虚证：此为肺癌最常见的临床证型。因癌瘤本身耗伤人体气血津液，加之手术、放化疗等治疗方法也损伤人体正气所致。该证型临床表现为咳嗽、咳声低微、少痰或无痰、神疲乏力、动则气促、口干欲饮、舌红少苔、脉细弱等。治疗以补肺益气、养阴生津为法，常用补肺汤、沙参麦冬汤等加减治疗。（2）气虚痰湿证：多见于肺癌术后、放化疗后2~3个月，因其正气不足，痰邪内生而成。临床表现以咳嗽咳痰、痰多质稀，或伴神疲乏力、气促、舌淡、苔白或腻、脉细滑为特点。治疗以补肺健脾、益气化痰为法，常用顺气导痰汤合四君子汤等加减，伍以芦根、冬瓜子等化痰清肺。（3）阴虚毒热证：多因药毒灼伤阴液，加之放化疗"火毒之邪"加重肺阴亏损所致。常表现为咳嗽、咳黄脓痰、咯血、口干喜冷饮、大便干结、舌红少津、苔黄、脉细数等。治疗当以养阴润肺、清热解毒为法，常用生脉散、百合固金汤、养阴清肺汤等加减治疗。（4）气滞血瘀证：多见于青壮年手术后患者及肺癌早期患者，或见于肺癌术前、放化疗之前患者，多因其邪盛而正虚不显所致。表现为咳嗽咳痰、痰中带血、胸痛如刺、痛有定处、口干、大便秘结、舌暗红、舌边有瘀斑瘀点、苔白或黄、脉细涩。治疗以活血化瘀、理气止痛为主，常用血府逐瘀汤等加减治疗。

徐教授指出，中医药治疗肺癌具有增效减毒的作用，可调理阴阳平衡、增强免疫力、减少转移复发，但于临床过程中辨证施治需注意因人因证而异，不可盲目取方用药，需时时注意三因制宜，个体化原则，才能使患者得到更好的获益。

医案采撷

医案：阴虚毒热案

[资料]患者，男，68岁。

[初诊]2016年5月9日。患者患有原发性支气管肺癌，现症见：咳嗽，夜间明显，咳黄痰，量多，无咯血，神疲乏力，口干，双侧胸部胀痛不适，无明显气促，纳一般，寐可，大便质稀，每日1~2次，小便黄，舌紫红，苔白厚，脉细数。西医诊断：肺癌。中医诊断：肺积；辨证：阴虚毒热证。治法：益气养阴，清热解毒。处方：补肺汤合千金苇茎汤加减。方药组成：黄

芪 15g，党参 20g，浙贝母 15g，桔梗 12g，矮地茶 15g，白术 10g，五味子 6g，苇茎 30g，薏苡仁 15g，桃仁 10g，冬瓜子 10g，天冬 20g，臭牡丹 15g，预知子 30g，蜈蚣 2 条，猫爪草 15g，土贝母 15g，半边莲 15g，蛇莓 15g，甘草 6g。30 剂，每日 1 剂，水煎，分 2 次温服。

[二诊] 2016 年 6 月 6 日。患者服药后咳痰较前减少，无胸痛，舌红，苔黄，脉细滑。仍考虑阴虚毒热证，以益气养阴、清热解毒为治法。予初诊方化裁：陈皮 10g，枳实 10g，制天南星 5g，香附 10g，茯苓 20g，法半夏 10g，木香 10g，苇茎 30g，薏苡仁 15g，桃仁 10g，冬瓜子 10g，臭牡丹 15g，仙鹤草 10g，石上柏 10g，龙葵 15g，蜈蚣 2 条，半枝莲 15g，甘草 6g。服法同前。

[三诊] 2016 年 6 月 27 日。患者咳嗽较前减轻，咳中量黄色稀痰，乏力减轻，无口干，舌红，苔黄，脉细。予前方加桔梗 12g、浙贝母 15g、前胡 10g。

[四诊] 2016 年 7 月 18 日。患者咳嗽较前稍减轻，咳少许黄痰，舌暗红，苔白，脉细弱。改用补肺汤合养阴清肺汤加减治疗，以达养阴清肺、解毒化痰之效。处方：黄芪 15g，党参 20g，浙贝母 15g，桔梗 12g，矮地茶 15g，白术 10g，五味子 6g，生地黄 10g，麦冬 10g，玄参 10g，牡丹皮 10g，白芍 10g，薄荷（后下）5g，天冬 20g，臭牡丹 15g，仙鹤草 10g，猫爪草 15g，龙葵 15g，马鞭草 30g，露蜂房 6g，甘草 6g。30 剂，每日 1 剂，水煎，分 2 次温服。

[末诊] 2016 年 9 月 10 日。复查 CT：与前片相比，右肺门肿块稍增大，纵隔淋巴结缩小，右肺渗出性病变明显吸收，肺内结节灶明显减少。现症见：稍咳，咳少许淡黄色痰，无明显胸痛气促，无口干口苦，纳少，寐可，二便调。病情控制尚可。

黄立中

医家风采

黄立中（1956— ），男，主任医师，教授，博士研究生导师，湖南省名中医，任湖南省重点学科中西医结合临床肿瘤方向学术带头人，擅长肿瘤和内科疑难病症的中医治疗，在提高肝癌、肺癌、鼻咽癌、乳腺癌、消化道肿瘤等恶性肿瘤的临床疗效、抗复发转移方面经验丰富。

验方拾贝

验方1：经验方

[方药] 白参、太子参、北沙参、制鳖甲、玄参、丹参、黄芩、杏仁、皂角刺、莪术、浙贝母、砂仁、川贝母、法半夏、制胆南星、蜈蚣。

[功效] 益气养阴，燥湿化痰，化瘀解毒。

[主治] 肺癌之气阴亏虚，痰湿内蕴证。

[用法] 水煎，每日1剂，分2次温服。

[方义] 肺癌的病机复杂多变，往往虚实兼夹。本病证以气阴亏虚为本，痰湿内蕴为标，临床可见气阴亏虚与痰湿阻肺之候。治疗以补益肺气为主法，兼以燥湿化痰、化瘀解毒。方中白参培补元气；太子参、北沙参益气养阴；黄芩、浙贝母、川贝母清热化痰；法半夏、胆南星、砂仁祛湿化痰；皂角刺消肿排毒；丹参、蜈蚣、莪术活血祛瘀通络；玄参、鳖甲凉血养阴；杏仁止咳。全方寒热相制，正邪兼顾，可获显效。

验方2：经验方

[方药] 党参、北沙参、白参、法半夏、陈皮、天花粉、百合、郁金、香附、麦冬、浙贝母、莪术、乳香、鸡内金、黄连。

[功效] 补肺健脾，解毒化瘀。

[主治] 肺癌并放射性肺炎之肺脾气虚，气滞血瘀证。

[用法] 水煎，每日1剂，分2次温服。

[方义] 放射性肺炎是肺癌患者放疗后的常见并发症，此阶段正气损耗严重，癌毒难除，加之放射线损伤气阴，兼夹燥邪、痰邪、瘀滞，病机复杂。此时需大力扶正，兼以祛邪。故注重补益肺脾之气以治本，祛痰、行气活血、化瘀解毒以治标。方中党参补益脾肺之气；白参培补元气；北沙参、麦冬、百合益气养阴；浙贝母、天花粉、黄连清热化痰；法半夏燥湿化痰；郁金、乳香、莪术活血化瘀、疏通肺络；香附、陈皮理气，防补益之品壅阻气机；肺癌患者经放化疗后，往往纳食不佳，故以鸡内金健胃消食。全方补益脾肺，切中病机，效如桴鼓。

验方3：参苓白术散加减

[方药] 白参、陈皮、白术、黄芩、玄参、乳香、没药、北沙参、法半夏、丹参、白芍、泽泻、党参、茯苓、鸡内金、桑白皮、猪苓。

[功效] 补肺健脾，燥湿化痰。

[主治] 肺癌之肺脾亏虚，水湿内停证。

[用法] 水煎，每日1剂，分2次温服。

[方义] 本病证因肺脾之气亏虚，肺失通调水道之功，脾失健运水湿之力，水湿不化，积聚于内而出现肺气虚、脾气虚、水湿内停三种证候，临床表现为咳喘、纳少、腹胀便溏、声低懒言、疲倦乏力、水肿、舌淡、苔白、脉细弱等。黄教授以经典方参苓白术散加减补益肺脾。方中补脾益肺药有白参、北沙参、党参、白术、茯苓，药多力专；半夏化痰；猪苓、泽泻、桑白皮利水平喘；黄芩、丹参、乳香、没药化瘀通络；玄参滋阴解毒；白芍柔肝解郁；陈皮、鸡内金理气和胃。全方合用，共奏补益、利水、化瘀、解毒、

开郁之功，取效甚佳。

验方4：黄土汤加减

[方药] 灶心土、黄芪、党参、白术、甘草、熟地黄、当归、陈皮、法半夏、款冬花、紫菀、百部、黄芩、浙贝母。

[功效] 温阳健脾止血。

[主治] 肺癌并咯血之脾阳亏虚证。

[用法] 水煎，每日1剂，分2次温服。

[方义] 咯血为肺癌的常见症状，因脾阳亏虚，脾失统血，血不循经所致。临床表现为脾阳虚弱之象，咯血难止。故予以黄土汤化裁温阳止血。方中予以大剂量灶心土温运脾阳而止血，有扶阳抑阴之意；白术益气健脾，与灶心土合用，扶虚弱之脾阳；咯血日久，气血必虚，故以党参、黄芪、熟地黄、当归补气生血；浙贝母、款冬花、紫菀、百部润肺下气止咳；陈皮、法半夏理气散结、燥湿化痰；黄芩清热燥湿、泻火解毒、止血，且能制约灶心土之温热而不伤阴血；甘草益气补中、调和诸药。全方合用，通过温补脾阳而止血，未用大量止血药而取效。

验方5：经验方

[方药] 白参、党参、白术、法半夏、乳香、没药、莪术、延胡索、丹参、杜仲、菟丝子、鸡内金、白及。

[功效] 温阳止血，补益脾肾。

[主治] 肺癌并咯血之阳气亏虚证。

[用法] 水煎，每日1剂，分2次温服。法半夏先煎。

[方义] 肺癌久病之患者易出现阳气亏虚证，此乃病久损伤阳气所致，临床表现为畏寒肢冷、乏力懒言、心悸气短、自汗、纳差、小便清长、大便溏、舌淡、苔薄白、脉沉迟无力等。治疗以温阳止血为主法，经验方中以白参大补元气；党参健脾益肺、养血生津，增强白参补益之力；杜仲、菟丝子温补肾阳；鸡内金健胃消食；白术健脾益气；乳香、没药、莪术、丹参、延胡索活血散结、行气止痛；法半夏消痰散结；白及收敛止血。对于肺癌咯血，黄

教授治病求本，而非"见血止血"，多通过温阳而血止。

验方6：银花麻杏石甘汤

[方药] 北沙参、太子参、麦冬、法半夏、金银花、生石膏、麻黄、杏仁、甘草、知母、瓜蒌、蒲公英、紫菀、黄芩、浙贝母、桑白皮、北山楂、枇杷叶。

[功效] 泻肺平喘，清热化痰止咳。

[主治] 肺癌之肺热炽盛证。

[用法] 水煎，每日1剂，分2次温服。法半夏先煎。

[方义] 本病证多因外感风热入里，或风寒之邪入里化热，邪热内盛于肺，肺失清肃而出现肺经实热之候。临床表现为发热、口渴、咳嗽、气喘、咳黄痰、胸痛或胀闷，或咽喉红肿疼痛、小便短赤、大便秘结、舌红、苔黄、脉数等。治以银花麻杏石甘汤祛除肺金实热。方中麻黄、石膏一寒一热，宣肺平喘，石膏为20～40g，麻黄为5～10g，麻黄、杏仁一宣一降，宣畅肺气，增止咳平喘、降气化痰之力；知母、黄芩、蒲公英、金银花清热解毒；桑白皮、枇杷叶泻肺止咳平喘；紫菀温肺下气、消痰止咳；浙贝母清热止咳化痰、散结解毒；瓜蒌宽胸利气、祛痰化浊；法半夏化痰降逆消痞；北山楂健胃消食、行气散瘀；北沙参、麦冬养肺胃之阴，太子参益气健脾、润肺生津，三者防清热之品伤脾败胃；甘草顾护胃气，调和药性。全方合用，共奏清热平喘、止咳化痰、解毒祛瘀之效，并配伍益气健脾、润肺养胃之品，祛邪不伤正，治疗肺癌咳嗽、咯血之肺热炽盛证，疗效颇佳。

验方7：麻杏石甘汤加减

[方药] 生石膏、炙麻黄、杏仁、黄芩、柴胡、连翘、桑白皮、芦根、郁金、延胡索、茯苓、法半夏、浙贝母、鸡内金、炒谷芽、炒山楂、甘草。

[功效] 清肺降火，降气止血。

[主治] 肺癌之肝火上炎，横逆犯肺证。

[用法] 水煎，每日1剂，分2次温服。生石膏先煎。

[方义] 肺癌患者性情急躁抑郁，日久则肝气郁结，郁久化火，横逆犯

肺,肺气上逆而成肝火上炎、横逆犯肺证,临床表现为咳嗽、咯血,或伴胸胁疼痛、口干口苦、面红、纳差、舌红、苔黄、脉弦数。治以麻杏石甘汤加减降火降气。方中麻黄降上逆之气,宣肺平喘;生石膏清泻肺热、除烦止渴,二者配伍,相互制约,共同发挥宣肺平喘之效,麻黄用量为3~10g,石膏用量为20~50g,石膏剂量倍于麻黄,中病即止。杏仁降上逆之肺气,与麻黄一宣一降,与石膏一清一肃,增止咳平喘之力;甘草益气补中、祛痰止咳、调和诸药;桑白皮泻肺止咳平喘;柴胡、郁金、延胡索疏肝解郁、行气止痛;黄芩、连翘、芦根、浙贝母清热降火;法半夏、浙贝母止咳化痰、降逆散结;茯苓健脾;鸡内金、炒谷芽、炒山楂开胃消食,鸡内金还可消化瘀积。诸药合用,肺气肃降,则咳停喘平血止。

验方8:经验方

[方药] 郁金、香附、白芍、赤芍、党参、陈皮、法半夏、黄芩、柴胡、枳壳、厚朴、乌药、酸枣仁、百合、甘草、丹参、鸡内金。

[功效] 疏肝理气,益气扶正。

[主治] 肺癌之肝气郁结证。

[用法] 水煎,每日1剂,分2次温服。

[方义] 肺癌患者素有情绪抑郁、烦躁,致肝失疏泄,气机郁滞不畅,从而导致气机不利,血行不畅,气血失和;气郁日久,聚湿生痰积瘀,气痰湿瘀聚结于内而发病。临床表现为胸腹胀满疼痛、郁郁寡欢、善太息、纳少、寐差、苔白、脉弦等肝郁气滞之象。治疗以疏肝理气为主法,故予郁金、香附疏肝解郁、清心除烦;白芍柔肝止痛;赤芍散瘀止痛;丹参活血祛瘀、凉血安神止痛;酸枣仁益肝血、宁心神;百合养阴润肺、清心安神;黄芩、柴胡调畅少阳肝胆气机;乌药、枳壳、厚朴行气通腑、通利气机;党参补气;陈皮理气;法半夏燥湿化痰、消痞散结;鸡内金健胃消食;甘草调和诸药。诸药合用,肝气疏泄,气血调和,则诸症解。

验方9:补肺解毒汤

[方药] 人参、太子参、党参、黄芪、玄参、沙参、丹参、山慈菇、乳

香、没药、三棱、莪术、龙骨、牡蛎、白术、茯苓。

[功效] 补气养阴，解毒祛瘀。

[主治] 肺癌之气阴两虚兼毒凝证。

[用法] 水煎，每日1剂，分2次温服。

[方义] 本病证乃气阴亏虚兼毒邪凝滞所致，治疗上予以补气健脾、解毒祛瘀、软坚散结法，采用补肺解毒汤加减治疗。方中人参、太子参、党参、黄芪等补助正气；白术、茯苓补气健脾；玄参清热凉血、滋阴降火、解毒散结；沙参养阴清肺、益胃生津；丹参、乳香、没药、三棱、莪术活血祛瘀、通络散结；山慈菇清热解毒、化痰散结；牡蛎敛阴潜阳、化痰软坚，龙骨镇心安神、平肝潜阳，二者配伍，肝肾同治、益精养血。诸药合用，扶正祛邪，标本兼顾，临床加减，可获显效。

验方10：阳和汤加减

[方药] 熟地黄、肉桂、鹿角胶、麻黄、炒白芥子、甘草。

[功效] 温阳散寒。

[主治] 肺癌之阳虚寒凝证。

[用法] 水煎，每日1剂，分2次温服。

[方义] 肺癌日久，阴阳失调，气血运行障碍，气滞、血瘀、痰凝、毒蕴、湿聚等相互胶结而形成阳虚寒凝证。临床表现为畏寒肢冷，胸胁、脘腹、腰膝冷痛，舌淡胖，苔白滑，脉沉迟等。治疗上以调和阴阳、祛瘀化痰解毒为法，采用阳和汤加减治疗。阳和汤功能温阳散寒、通滞化阴，治疗一切气血寒而毒凝之阴疽。方中肉桂温通血脉，麻黄宣通经络，二者合用，开腠理，解寒凝，行气血；白芥子祛痰湿；熟地黄滋阴养血；鹿角胶补肾温阳。诸药合用，气血行，经络通，则寒凝散，痰邪消，阳复血补，随症加减，疗效更佳。血瘀明显者加当归、丹参、鸡血藤、三棱、莪术、桃仁、红花、守宫、穿山甲等活血祛瘀；气滞甚者加川芎、延胡索、羊开口、黄芪、广木香、香附、枳实、紫茋、八月札等理气消滞；痰凝重者加山慈菇、土茯苓、白蔻仁等利湿化痰；阳虚寒凝显著者加制附子、姜黄、肉桂、桂枝等温补阳气；气血亏虚明显者加黄芪、党参、西洋参、太子参、白参、当归、牛膝、白术、甘草等补气养血；脾虚显

著者加党参、茯苓、白术、山药、薏苡仁等益气健脾；大便秘结者加火麻仁、郁李仁、瓜蒌仁等润肠通便。

经验点睛

黄教授将肺癌的病机归于"虚、痰、瘀、毒"，治疗以扶正祛邪为治则，扶正补益元气，祛邪则以化痰散结、泻肺平喘为主。其经验主要体现在以下几方面：

（1）从气虚论治，以补气为主。黄教授治肺癌喜用六参，即人参、太子参、党参、沙参、玄参、丹参，此为其治疗肺癌经验方补肺解毒汤的主要药物，其中人参培补元气，党参补益宗气，太子参、沙参益气养阴，此四参补虚，而玄参解毒，丹参祛瘀，六参针对肺癌"虚、瘀、毒"之病机，体现了通补结合的治则。

（2）从痰论治，以祛痰为主。针对肺癌"痰"之病机，黄教授重用法半夏祛痰。半夏辛温有小毒，归脾胃肺经，功能化痰散结、降逆消痞，擅长燥湿化痰，主治湿痰、寒痰。用量为 10~20g，须先煎。其他常用的化痰药有浙贝母、瓜蒌、桑白皮、紫苏子、紫菀、款冬花、百部等，根据痰之性质而配伍运用。如：半夏伍黄芩或胆南星，清热燥湿化痰，一寒一热，治咳嗽痰黄，痰稠难吐；半夏伍陈皮，理气化痰，气顺则痰消；半夏伍白术，祛湿化痰，治痰多、胸闷、头晕；浙贝母伍桑白皮，清肺化痰，治痰热郁肺之咳喘痰稠。

（3）从气火论治，以调气降火为主。咯血是肺癌的常见并发症，主要责之于气、火，气机失调、气虚、气滞、火盛、血虚、血瘀、阳虚均可致病。临床治疗不可见血止血，应从气、火论治，首当调气降火，常以犀角地黄汤或十灰散为基础方化裁，药用柴胡、浙贝母、金银花、桑白皮、大黄、黄芩、黄连、玄参、茜草、仙鹤草、墨旱莲等。①调气。气逆属实者宜降逆下气，气降血自止，药用枇杷叶、桑白皮、浙贝母、连翘、法半夏、香附、郁金、枳壳、柴胡等；属虚者宜补气养血，药用人参、党参、黄芪、当归、补骨脂、菟丝子等。②降火。实火者宜直折降火，药用石膏、知母、金银花、芩连之类；对于肝火犯肺者宜疏肝清肝以降火，药用郁金、香附、栀子、黄芩等；

对于气机失调者宜降气行气以降火，药用桑白皮、葶苈子、枇杷叶、郁金、枳壳等。对于火灼阴液者宜滋阴降火，药用桑白皮、知母、生地黄、墨旱莲、麦冬、北沙参等。对于火盛耗血者宜补益气血，方用归脾汤或者八珍汤加减。咯血日久易留瘀，故常佐以茜草、丹参、赤芍等活血祛瘀生新。黄教授指出，临证中除气火致咯血外，还有阳虚、寒凝等因素，因此需审因求证，据症用药，如脾阳虚弱者常以四君子汤、黄土汤、阳和汤、归脾汤等为基础方加减，药用党参、白术、菟丝子、杜仲、补骨脂等温阳止血。

（4）从郁论治，以调肝养心为主。黄教授认为肺癌患者因于各种因素多导致情志不遂，肝气郁结，气机郁滞，心神失养，其发病与肝、心密切相关，故治疗从肝、心论治。临床多用柴胡、郁金、香附、佛手、延胡索、王不留行、牡丹皮等入肝经药物疏肝行气解郁，白芍、钩藤、牛膝、天麻等柔肝养肝。郁久必瘀，故调气需治血，以赤芍、白芍、牡丹皮、川芎、鸡血藤、丹参、当归等行气活血和血。郁久必虚，故配伍山茱萸、熟地黄、酸枣仁、白芍等补虚养血；肝气郁滞，神失所养，心神不宁，黄教授喜用百合伍合欢皮调肝气、养肺阴、安心神，郁金伍香附疏肝行气、活血止痛、清心开窍；白芍伍赤芍养血活血、散瘀止痛。黄教授还强调，对于"郁"，除药物治疗外，若配合心理调治，可事半功倍。

黄教授临床喜用伏龙肝，治疗肺癌并咯血之肝火犯肺证疗效显著。伏龙肝又名灶心土，是烧木柴或杂草的土灶内底部经火久炼最中心的焦黄土块。其味辛、性微温，归脾胃经，具有温中止血、止呕止泻的功效。肺癌咯血之肝火犯肺证因平素情志不遂，肝失疏泄，气郁化火，肝火犯肺所致，临床予伏龙肝寓平肝降气降火之意。黄教授认为，伏龙肝除了入脾胃经温阳止血，还入肝经，具有平肝降气降火之功，对于此运用之法古今医家从未论过。本药质重无毒，量轻者效差，故用量为50~500g。伏龙肝火烧约1h，用约2L开水浇渍，取渍水微温，频服。对于反复难治性的咯血，用量宜大，配方或单用皆可，疗效显著。

医案采撷

医案1：气阴亏虚，痰湿内蕴案

[资料] 患者，男，79岁。

[初诊] 2009年5月14日。患者于2009年1月因"咳嗽无痰1个月"在某医院行穿刺活检，诊断为肺低分化鳞癌，遂接受伽马刀治疗，咳嗽持续加重，遂于黄教授处求诊。刻下症：咳嗽无痰，气促，时有胸痛，精神差，饮食、二便调，舌淡红，苔白腻，脉缓。既往有吸烟史50余年。西医诊断：肺癌。中医诊断：肺积；辨证：气阴亏虚，痰湿内蕴证。治法：益气养阴，燥湿化痰，化瘀解毒。处方：白参、太子参、北沙参、制鳖甲、玄参各20g，丹参、黄芩、杏仁、皂角刺、莪术各15g，浙贝母25g，砂仁5g，川贝母（研冲）5g，法半夏、制胆南星各10g，蜈蚣1条。14剂，水煎，每日1剂，早晚温服。同时联合复方斑蝥胶囊口服，每次3粒，每日2次。

[二诊] 2009年6月4日。患者自诉咳嗽明显好转，气促改善，精神体力佳，仍时有胸痛，尚能忍受。饮食、二便正常，舌淡红，苔白，脉缓。守前方去杏仁、黄芩，改丹参、莪术各20g，加党参15g，21剂，水煎，每日1剂，早晚温服。继续配合复方斑蝥胶囊内服。剂量用法同前。

[三诊] 2009年6月25日。患者自诉无明显胸痛，偶咳嗽，无痰，精神体力大增，饮食二便正常，舌淡红，苔薄白，脉缓。守前方去鳖甲、砂仁，改浙贝母20g。14剂，水煎，每日1剂，早晚温服。继续配合复方斑蝥胶囊内服，剂量用法同前。

[随访] 服用中药半年后复查CT，肿块大致同前，病情稳定，其后又坚持服用中药。患者于2015年7月去世，带瘤生存6年余。

医案2：肺脾气虚，气滞血瘀案

[资料] 患者，女，62岁。

[初诊] 2013年5月20日。患者因"咳嗽、咯血20天"于某医院求诊，

组织病理活检显示小细胞肺癌,于2012年10月至2013年2月行EP方案化疗4个周期(具体剂量不详),2013年3月行放疗后出现胸闷气促、干咳症状,进行性加重,此为放射性炎症。患者遂自行停止放疗,改求中医治疗。刻下症:咳嗽,咳白色脓痰,无咯血,胸闷,气促,无胸痛,神疲乏力,纳差,眠可,二便调,舌淡暗,苔薄,脉虚细。西医诊断:肺癌,放射性肺炎。中医诊断:肺积;辨证:肺脾气虚,气滞血瘀证。治法:补肺健脾,解毒化瘀。处方:党参20g,北沙参15g,白参20g,法半夏10g,陈皮10g,天花粉20g,百合30g,郁金10g,香附10g,麦冬20g,浙贝母20g,莪术15g,乳香10g,鸡内金20g,黄连10g。14剂,水煎,每日1剂,早晚温服。

[二诊] 2013年6月8日。患者咳嗽咳痰减少,咽痒,痰不易咳出,胸闷气促减轻,精神体力增,纳增,舌淡暗,苔薄白,脉缓细。守前方去香附、乳香、鸡内金,加丹参15g、板蓝根15g、太子参15g、蝉蜕10g。14剂,水煎,每日1剂,早晚温服。3个月后复查CT:左肺门肿块大致同前,未见其他明显转移灶。患者完全接受中医治疗。后多次复查CT,肿块无改变,病情稳定。

[随访] 2015年8月。患者健在,无任何不适,生活质量佳。

医案3:肺脾亏虚,水湿内停案

[资料] 患者,男,62岁。

[初诊] 2009年8月7日。患者于2009年1月因"咳嗽痰中带血半个月"就诊于某医院,组织病理活检显示:左下叶低分化癌倾向鳞癌。诊断为原发性支气管肺癌低分化鳞癌T4N2M0ⅢB期。于2009年2-6月先后在某医院完成5个周期的化疗(多西他赛120mg、卡铂50mg),因消化道反应剧烈而停止化疗,预估生存期3-5个月。后求诊于黄教授处。刻下症:咳嗽咳痰,痰白量多,无血痰,胸闷胸痛,气促明显,动则尤甚,纳差,二便调,舌暗淡,有瘀斑,苔厚,脉弦缓。西医诊断:肺癌。中医诊断:肺积;辨证:肺脾亏虚,水湿内停证。治法:补肺健脾,燥湿化痰。处方:参苓白术散加减。方药组成:白参、陈皮、白术、黄芩、玄参、乳香、没药各10g,北沙参、法半夏、丹参、白芍各15g,泽泻、党参各20g,茯苓、鸡内金、桑白皮、猪苓各30g。7剂,水煎,每日1剂,早晚温服。

［二诊］2009年8月14日。患者咳嗽略减轻，咳痰较前明显减少，气促改善，仍胸闷胸痛，纳差，二便正常。舌脉同前。守前方，改法半夏10g，加太子参10g、延胡索10g、郁金10g、炒谷芽10g。14剂，水煎，每日1剂，早晚温服。

［三诊］2009年8月28日。患者仍咳嗽，较前好转，无咳痰，胸闷气促明显好转，时有胸痛，尚能忍受，纳增，二便正常，舌淡，有瘀斑，苔白，脉缓有力。于前方加紫菀10g，去炒谷芽、鸡内金，改法半夏10g。14剂，水煎，每日1剂，早晚温服。同时联合西黄胶囊内服，每次3粒，每日2次。

2009年10月复查胸部CT：左下肺肿块较前缩小，左侧胸腔积液较前吸收。患者未再接受化疗，其后6年一直坚持服用中药。多次复查CT均提示病灶大致同前，左胸腔少量包裹性积液，未见心包积液。

［随访］2015年8月。患者已无胸闷气促、胸痛等症状，偶有干咳，纳寐二便均正常，生活质量佳。

医案4：脾阳亏虚案

［资料］患者，男，53岁。

［初诊］2018年12月21日。患者行PET-CT（2016年11月25日）示：左肺门糖代谢增高肿块，考虑中央型肺癌可能性大，并左上肺阻塞性肺炎，考虑膈胸膜转移可能性大，不除外淋巴结转移。左下肺切除术后改变，左上肺多发间隔旁肺气肿。行组织病理检查提示肺腺癌，行12次伽马刀，靶向药物治疗1年余，后因咯血而停用靶向药。现连续咳嗽，咯鲜红色血块2个月余，予以输血浆、凝血因子及介入手术等各种治疗方法后咯血仍未见好转，遂求诊于黄教授门诊处。刻下症：每日咯血约100ml，近两天频繁咳嗽、咯血，面色萎黄，气短乏力，精神不振，畏寒怕冷，纳寐欠佳，小便可，大便溏、不成形，舌淡，脉缓细。西医诊断：肺癌。中医诊断：肺积；辨证：脾阳亏虚证。治法：温阳止血。处方：黄土汤加减。方药组成：灶心土500g，黄芪20g，党参10g，白术10g，甘草5g，熟地黄10g，当归10g，陈皮10g，法半夏10g，款冬花10g，紫菀10g，百部10g，黄芩10g，浙贝母20g。

［随访］服药1周后患者诉咯血止，患者放弃介入治疗，继于黄教授门诊

处进行中药调治。

医案5：外寒内饮，营血凝滞案

[资料] 患者，男，52岁。

[初诊] 2017年1月4日。患者影像学检查提示右上肺肿块，大小约3.8cm×3.4cm，考虑中央型肺癌并阻塞性肺炎、纵隔内淋巴结转移可能性大。组织病理检查（2016年12月13日）提示：小细胞恶性肿瘤。免疫组化：LCA（-），CK（+），TTF-1（灶性+），Napsin-A（-），P40（-），CK5/6（-），CD56（+++），CgA（-），Syn（+），Ki-67（80%+），Vim（-），符合肺小细胞癌。刻下症：咳嗽气喘，咳黄痰，咳声重浊，胸闷胀，纳寐一般，二便尚可，舌红，苔黄，脉弦数。西医诊断：肺癌。中医诊断：肺积；辨证：肺热炽盛证。治法：泻肺平喘，化痰止咳。处方：银花麻杏石甘汤。方药组成：北沙参10g，太子参20g，麦冬20g，法半夏（先煎）15g，金银花10g，生石膏30g，麻黄7g，杏仁15g，甘草10g，知母10g，瓜蒌10g，蒲公英20g，紫菀10g，黄芩10g，浙贝母20g，桑白皮30g，北山楂30g，枇杷叶10g。

[随访] 3周后患者诉咳嗽、气喘基本缓解，后予扶正类中药以善其后。

医案6：肝气郁结案

[资料] 患者，女，59岁。

[初诊] 2017年3月9日。患者于2017年1月17日发现右上肺磨玻璃结节，肺癌可能性大，右侧肾上腺肿瘤。PET-CT：右上肺后段胸膜下见糖代谢增高的磨玻璃结节，不排除早期肺癌，右侧肾上腺糖代谢异常增高结节影。2017年2月13日在全麻下行右上肺叶切除+淋巴结清扫+胸膜粘连松解+肺修补术。组织病理检查示：右上肺肿块，为中分化腺癌。免疫组化：CK7（+），TTF-1（+），NapsinA（+），P40（-），PD-L（-），PD-L1（-），Ki-67（60%+），CK20（-）。刻下症：精神一般，肩背部胀痛，胸腹部胀闷不适，嗳气则舒，性情急躁，夜间难以入睡，纳一般，小便可，便秘，舌淡红，苔薄白，脉弦细。西医诊断：肺癌。中医诊断：肺积；辨证：

肝气郁结证。治法：益气扶正，调肝安神，兼以通腑。处方：郁金20g，香附10g，白芍10g，赤芍10g，党参10g，陈皮10g，法半夏10g，黄芩10g，柴胡10g，枳壳10g，厚朴10g，乌药10g，酸枣仁20g，百合20g，甘草5g，丹参10g，鸡内金20g。

［随访］半个月后，患者诉胸腹胀及肩背胀痛减轻，睡眠时间延长，精神体力较前改善，排便规律，后继于黄教授门诊处行中药调治，至2019年1月5日复查提示病灶稳定，无明显复发及转移征象。

医案7：肺脾气虚案

［资料］患者，女，68岁。

［初诊］2013年5月20日。患者组织病理检查示：左肺小细胞肺癌（左肺中央型局限期），已行放化疗3个月，既往有冠心病病史。刻下症：咳嗽，咳黄黏痰，声嘶，神疲乏力，活动后气促，偶有心慌，纳食欠佳，睡眠一般，二便可，舌淡紫，苔薄，脉缓细。西医诊断：肺癌。中医诊断：肺积；辨证：肺脾气虚证。治法：补脾益肺。处方：白参10g，党参20g，北沙参15g，太子参15g，黄芪20g，茯苓20g，白术10g，法半夏10g，陈皮10g，丹参10g，麦冬20g，紫菀10g，款冬花10g，浙贝母20g，蝉蜕10g，鸡内金20g。14剂。服药后患者诉咳嗽次数较前较少，声嘶除，纳食增，精神体力较前改善，自觉咽中有痰，咳痰量少，伴咽痒，偶有心慌，舌脉同前。于前方基础上加板蓝根10g、桔梗10g，改丹参15g。

［随访］此后患者坚持于黄教授门诊处复诊，其间多次复查各项指标均提示病情稳定。直至2019年3月患者仍健在，能操持家中事物，生活质量与常人无异。

医案8：阳气亏虚案

［资料］患者，女，32岁。

［初诊］2016年6月23日。患者行右肺鳞癌化疗（2个周期的多西他赛+顺铂方案、1个周期的吉西他滨+卡铂方案），2016年2月26日胸部CT提示：右中肺肺癌并双肺、纵隔淋巴结转移。3月4日肺穿刺活检提示：中分

化鳞癌。免疫组化：CK（+），TTF-1（-），NapsinA（-），CK5/6（+），P40（+），CK7（-），Ki-67（+），P63（+）。PET-CT提示：右肺中叶周围型肺癌，考虑淋巴结多发转移，双肺内可见多发结节状及片状糖代谢异常增高影。刻下症：晨起咳嗽，痰中带血，痰血相混，全身乏力，怕冷，易疲劳，腰背部疼痛，腹痛，纳食及睡眠欠佳，二便尚可，舌淡，苔薄白，脉细小弦。西医诊断：肺癌。中医诊断：肺积；辨证：阳气亏虚证。治法：扶正固本，温阳止血。处方：白参10g，党参20g，白术20g，法半夏（先煎）20g，乳香10g，没药10g，莪术10g，延胡索20g，丹参10g，杜仲10g，菟丝子10g，鸡内金20g，白及5g。7剂。服药后患者诉已无咯血，偶有咳嗽，痰少色白，腰痛、腹痛较前缓解，食纳睡眠一般，舌脉同前。继守前方加黄芪30g、当归10g，改鸡内金30g，继续巩固治疗2个月。

[随访] 治疗后随访，患者病情稳定。

医案9：肝火上炎，横逆犯肺案

[资料] 患者，男，64岁。

[初诊] 2017年7月19日。患者痰中带血1年余。组织病理检查（2017年9月19日）提示：倾向低分化鳞状细胞癌；PET-CT（9月28日）提示：左肺上叶支气管开口及左肺门占位，考虑合并淋巴结转移。结合病理，符合中心型肺癌-鳞癌的表现。刻下症：咳嗽频作，咳声有力，咯血，势急量多，咯血量半碗左右，间断性胸胁胀痛，平素性情急躁，易动怒，口干口苦，面色红，食欲欠佳，二便可，舌紫红，苔黄，脉弦数有力。西医诊断：肺癌。中医诊断：肺积；辨证：肝火上炎，横逆犯肺证。治法：清肺降火，降气止血。处方：生石膏30g，炙麻黄6g，杏仁15g，黄芩10g，柴胡10g，连翘10g，桑白皮30g，芦根30g，郁金10g，延胡索10g，茯苓30g，法半夏15g，浙贝母30g，鸡内金30g，炒谷芽30g，炒山楂30g，甘草5g。14剂。

[随访] 半个月后随访，患者诉服此方5剂之后咯鲜血痰明显减少，偶见痰中带血，待服完14剂后痰血止，后继于黄教授门诊处服中药治疗。

医案10：血溢脉外案

[资料] 患者，男，52岁。

[初诊] 2019 年 1 月 5 日。因发现肺部肿块伴咳嗽、间断咯血 3 年余,加重 3d 求诊。患者于 2016 年 11 月因反复咳嗽、痰中带血 1 个月就诊于某医院,PET-CT 示:考虑中央型肺癌可能性大。此后 2 年先后行 5 次支气管镜下活检均未见癌细胞。2017 年 1 月 30 日至某医院服用埃克替尼治疗 2 年。2018 年 11 月 15 日因咯血至某医院诊治,胸部 CT 示:左肺门肿块较前稍增大,约 48mm×58mm,先后行 3 次支气管镜下止血,10 余天后再次咯血。2018 年 12 月 21 日咯血逐渐频繁,每日 10 余次,咯血量逐渐增多,由每次 3ml 增至 5ml,血色鲜红,于 2019 年 1 月 3 日黄教授门诊处收入院治疗。刻下症:患者面色红赤,精神状态良好,时有咳嗽咳痰,咯血,色鲜红,急走稍喘促气急,无胸闷胸痛,纳食可,夜寐安,二便正常,舌红,苔薄白,脉滑大。查体温 36.5℃,脉搏 105 次/min,呼吸 22 次/min,血压 153/99mmHg。神志清楚,性情急躁,左肺呼吸音低,右肺呼吸音清晰。血常规:白细胞 $15.92×10^9/L$,嗜中性粒细胞百分比 95.10%,红细胞 $4.49×10^{12}/L$,血红蛋白 135.00g/L。患者当天 21:00 突咯鲜血,总量约 250ml,先后予以酚磺乙胺、垂体后叶素静脉推注止血,至 2019 年 1 月 4 日仍咯血频繁,咯血量无明显减少,急行支气管动脉造影+栓塞术,术后 4h 再发咯血,约每隔 1h 1 次,每次量约 80ml,咯血时伴有胸中燥热感,再次予以西药止血。2019 年 1 月 5 日 16:00 时出现烦躁、头晕、出冷汗、额头部肤冷等症状,查血红蛋白 96.00g/L,纤维蛋白原 0.92g/L。西药止血联合输血治疗。患者纤维蛋白原消耗大,建议停用全部止血药。当晚约 23:00,患者反复咯血不止,黄教授以伏龙肝 800g 火烧约 1h 后用约 2L 开水浇渍,取渍水微温频频而服,每日按此法服用,其间停服其他中西药。1 月 6 日凌晨 2:00 左右开始服用,服药后白天咯血次数和血量逐渐减少。第 2 天,咯血次数及咯血量进一步减少,每隔 5~6h 1 次,夜间安然入睡。第 3 天上午仍有少量咯血,总量约 30ml,至中午后未再咯血。嘱续服 2d 巩固疗效。其后予养阴润肺、清肝降火类中药调理。2019 年 7 月 1 日复查 PET-CT:左肺门软组织肿块影,累计左肺上叶支气管及左肺门区血管,大小约 29mm×18mm×18mm,较前明显缩小。血红蛋白 132g/L,纤维蛋白原 2.27g/L。嘱患者定期复诊。

曹国立

医家风采

曹国立（1961— ），男，主任医师，全国名老中医药专家学术经验继承工作指导老师，湖南省名中医，湖南省名中医药专家传承工作室建设项目专家，湖南省中医药跨世纪人才，益阳市名中医，任益阳市中医药学会常务副会长、益阳市中医药学会中医内科专业委员会主任委员等，擅长脾胃、心脑病证的中西医结合治疗。

验方拾贝

验方：龙马攻积散

［方药］蛤蚧、海马、壁虎、水蛭、土鳖虫、九香虫、露蜂房、白及、甘草。

［功效］行气活血，祛瘀通络。

［主治］肺癌之痰瘀阻滞证。

［用法］每日1剂，研末，分2次冲服。

［方义］本病证主要由于脾运不健，酿湿成痰成瘀，痰瘀结于肺，上蒙清窍所致。本方源于桃红四物，取其养血活血之功。方中乳香、没药活血破瘀，当归、川芎、桃仁、红花、三七活血化瘀，共助气血之运行；牛膝、地龙通经络而利关节；没药、三七化瘀止痛；牛膝养肝肾，引血下行；香附疏肝理气止痛；甘草调和诸药。全方可达行气活血、祛瘀通络止痛之功。

经验点睛

曹教授认为肺癌病位在肺，病性属本虚标实，病机总属正虚邪实，正虚和邪实互为根本，形成恶性循环，且贯穿于肺癌始终，即"正虚邪亦盛，邪盛正愈虚"。因正虚和邪实在不同阶段的临床表现不同，诊治时应重视"因虚致癌，因癌致虚"的动态演变。对于以"虚"为主，采用健脾益肺、肺肾双补、气血平调、滋阴壮阳等治法，常用参苓白术散、补肺汤合参蛤散、八珍汤、金匮肾气丸等方剂随症加减，固护正气。对于以"实"为主，根据痰湿、火毒、瘀结等不同的邪气种类，分别采用燥湿化痰、泻火解毒、化瘀散结等攻邪治法，药用浙贝母、瓜蒌、夏枯草等化痰散结；白花蛇舌草、半枝莲、重楼等清热解毒；三棱、莪术、三七、丹参等活血化瘀。

曹教授提倡中西医结合治疗，创新"君臣佐使"组方理念。患者如果接受西医抗癌治疗，则以西医消瘤为君，中医匡君辅治、扶正安体，两相配合，攻补兼施，相得益彰。对于放疗患者，以放疗为君，以沙参麦冬汤养阴润肺为臣，以牡丹皮、徐长卿等凉血解毒佐治放疗不良反应；对于化疗患者，以化疗为君，以八珍、四君辈益气养血为臣，以半夏、厚朴、代赭石等和胃降逆止呕佐治化疗所致的恶心呕吐等不良反应；对于靶向治疗的患者，以靶向药物为君，以二陈汤或血府逐瘀汤或化痰祛湿方剂或行气活血方剂为臣，以紫草、野菊花、地骨皮凉血解毒透疹佐治靶向药物所致的皮疹等不良反应；对于免疫治疗的患者，则以免疫药物为君，以补肺汤合参蛤散加减补益肺肾、清热化痰、止咳定喘为臣。桔梗引药上行入肺经，甘草调和诸药均可作为方剂的使药。

曹教授常言："人之为物，不仅是物质存在，亦有神魂，中医非治人所患之病，而是治患病之人。"临床治疗肺癌内外同治，身心同调，多管齐下。如对于能服汤药者，内服为主，配合中医外治法缓解症状。咳痰不爽者，予鲜竹沥液雾化吸入；化疗后呕吐拒药者，予内关穴位注射降逆止呕；化疗后手足麻木者，予红花、鸡血藤、紫草等煎汤熏洗；胸痛者，将延胡索、乳香、没药、冰片等制成膏药外贴阿是穴止痛。对于情绪不畅者，予以言语宽慰、鼓励，并采用越鞠丸、逍遥散等理气健脾、疏肝解郁、养心安神，缓解其痛苦，增强其战胜疾病的勇气和信心。

医案采撷

医案：肺脾气虚，癌毒入脑案

[资料]患者，男，70岁。

[初诊]2020年3月5日。2019年5月确诊为左肺腺癌Ⅰ期，在某医院行根治手术。2020年2月19日出现胸闷气促伴头晕头痛，磁共振检查发现颅脑多发性结节，诊断为肺癌脑转移。现症见：胸闷气促，头昏头痛，眼花，视物重影，肢软乏力，步态不稳，恶心纳差，手足不温，大便稀，舌淡，苔白稍腻，脉沉滑。西医诊断：肺癌（左肺腺癌），脑转移。中医诊断：肺积；辨证：肺脾气虚，癌毒入脑证。治法：健脾益肺，化瘀解毒。处方：（1）半夏白术天麻汤加减。方药组成：天麻10g，白术10g，生姜10g，石决明（先煎）20g，茯苓10g，陈皮10g，法半夏10g，夏枯草10g，大枣10g，甘草6g。15剂，水煎，每日1剂，分2次温服。（2）龙马攻积散。方药组成：蛤蚧1g，海马1g，壁虎1g，水蛭0.5g，土鳖虫0.5g，九香虫0.5g，露蜂房1g，白及1g，甘草3g。15剂，研末，每日1剂，分2次兑入上方冲服。（3）甲钴胺注射液0.5mg足三里穴位注射（左右交替），治疗15天。

[二诊]3月20日。患者诸症皆减。原方不变，建议患者接受头部的立体定向放射治疗。

[三诊]4月9日。患者精神好转，行走较前稳健，略有头胀，无头痛，无复视，手足温而无其余不适，疗效满意。

曹建雄

医家风采

曹建雄（1963— ），男，主任医师，教授，博士研究生导师，国家肿瘤重点专科学术带头人，任中国疑难病证专业委员会肿瘤分会常委、中国传统医学促进会肿瘤分会常委、湖南中西医结合学会肝病专业委员会副主委、疼痛专业委员会副主委，擅长肺癌、乳腺癌、胃癌、肠癌、鼻咽癌、淋巴癌、肝癌、卵巢癌、宫颈癌等恶性肿瘤的中医辨证辨病治疗。

验方拾贝

验方1：痛泻要方合四逆散加减

[方药] 柴胡、白芍、黄芩炭、防风、浙贝母、橘核、山药、海浮石、白参、灵芝、全蝎、竹茹、蜈蚣、桑螵蛸、天麻、甘草、陈皮。

[功效] 疏肝解郁，补脾宣肺，化瘀扶正。

[主治] 肺癌之肝郁脾虚证。

[用法] 水煎，每日1剂，分2次温服。

[方义] 肝升肺降，若长期哀思忧怒，肝气郁滞，肺失肃降，气机紊乱，脾失健运，则津液输布失常，成痰成瘀，痰瘀胶结，久积成块。因此，治疗重在于疏肝健脾以固本。临床常见咳嗽咳痰，气急，纳差，寐差，大便不成形等。故选用痛泻要方合四逆散加减，疏肝解郁，补脾宣肺。肝郁气滞上逆为咳，肝肺之气通利，则三焦宣畅，咳嗽自止。痛泻要方补脾柔肝、祛湿止泻；四逆散透解郁热、疏肝理脾。二方配伍，调和肝脾。加黄芩炭清热燥湿，

海浮石、竹茹清热化痰、软坚散结；白参、灵芝益气扶正，橘核理气散结，山药、白参健脾补肺，全蝎、蜈蚣攻毒散结、活血化瘀，天麻平肝，桑螵蛸补脾益肾，甘草调和诸药。诸药合用，共奏疏肝健脾、化瘀解毒之功，可治肝郁脾虚所致的肺癌症状。

验方2：青蒿鳖甲汤加减

[方药] 青蒿、鳖甲、秦艽、姜黄、浙贝母、海螵蛸、天麻、灵芝、龟甲、远志、珍珠母、生龙齿、前胡、枳实、厚朴、杏仁、海浮石、制地龙、黄连。

[功效] 滋阴降火，养血安神。

[主治] 肺癌并失眠之阴虚火旺证。

[用法] 水煎，每日1剂，分2次温服。

[方义] 肝木抑郁，郁久生热，扰乱心神，神无所藏，发为不寐。此病证多见于女性肺癌患者，伴面色青黑，神色凝重，思虑重重，性情优柔寡断。治疗多从肝气郁结，阴虚火旺入手，采用疏肝理气、开郁散结、滋阴清热之法，采用青蒿鳖甲汤加减治疗。方中青蒿与鳖甲清虚热、养阴血；天麻平肝抑阳；灵芝补气安神；珍珠母、生龙齿重镇安神；龟甲滋阴养血；远志安神；前胡疏风清热止咳；杏仁宣发肺气；枳实、厚朴宽胸利气止咳；海螵蛸制酸止痛；秦艽、姜黄通络止痛；浙贝母、海浮石清肺化痰、软坚散结；制地龙通经活络、止咳平喘；黄连清热泻火。诸药配伍，共奏滋阴降火、养血安神之良效。

验方3：黄芪防风加味汤

[方药] 黄芪、防风、茯苓、浙贝母、麸炒海螵蛸、泽泻、益母草、怀牛膝、牵牛子、车前子、麻黄、葛花、甘草。

[功效] 益气健脾补肺，化痰散结利水。

[主治] 肺癌合并上腔静脉阻塞综合征之肺脾两虚，痰湿蕴结证。

[用法] 水煎，每日1剂，分2次温服。

[方义] 此病证多为肺脾两虚，痰湿蕴结，肺卫不固，水湿泛溢肌表；湿

痰入络，血行不畅，瘀血停滞，气滞不行，津聚不散所致。临床主要以咳嗽伴面颈部水肿、胸壁静脉曲张为典型表现。治疗上以益气健脾补肺、祛风利水、活血化瘀为主，兼化痰散结，予以黄芪防风加味汤治疗。方中黄芪益气健脾补肺；防风祛风胜湿；泽泻、茯苓利水渗湿；茯苓、黄芪健脾益气；茯苓、防风分消水湿；怀牛膝、益母草活血化瘀；牵牛子消痰涤饮、利水通便；浙贝母、麸炒海螵蛸化痰软坚散结；麻黄宣肺平喘利水；车前子祛湿化痰；葛花醒脾；甘草调和诸药。全方共奏补益脾肺、祛风利水、活血化瘀、化痰软坚之功。若痰多、喘促者加桔梗、枳壳、半夏、白前、紫苏梗宣降肺气、止咳平喘；痰中带血者加藕节、血余炭凉血止血；胸壁静脉曲张严重者加川芎、延胡索、红花活血化瘀；湿郁化热，蕴结下焦出现小便不利者加泽泻、车前子、猪苓、白茅根、石韦引湿热从小便出；久病及肾，出现全身水肿，以下肢为甚，咳喘、心悸、怕冷、小便量少者，以真武汤、五苓散加减利水祛湿。

验方4：香砂六君子汤加减

[方药] 广木香、砂仁、党参、茯苓、白术、代赭石、枳实、麦芽、鸡内金、陈皮、柴胡、紫苏子、甘草。

[功效] 益气健脾，和胃降逆。

[主治] 肺癌咳嗽之脾胃气虚，气机上逆证（胃咳）。

[用法] 水煎，每日1剂，分2次温服。

[方义] 咳嗽是肺癌的常见症状，然《素问·咳论》有载："五脏六腑皆令人咳，非独肺也。"肺与胃，一脏一腑，在生理功能、生理特性等方面关系密切。曹教授认为，有些肺癌患者咳嗽伴有呃逆频作、嗳气、胃脘部不适、恶心欲呕、纳食乏味、大便不成形等胃证。当脾胃气虚，气机上逆于肺，致肺气上逆而见咳嗽，咳甚则恶心欲呕；当气机上逆于胃，胃失通降，水谷不能受纳腐熟，则伴有胃脘痛、纳呆、嗳气吐酸、呃逆呕吐诸症。咳、呕为脾胃气虚，胃失和降，气机上逆所致，故治以益气健脾、和胃降逆为主法，兼以宣肺止咳，方用香砂六君子汤加减。方中广木香芳香醒脾开胃，行脾胃之滞气；砂仁温中行气暖胃、降逆止呕；茯苓、白术健脾益气；党参补脾益肺，

扶助正气；枳实、陈皮理气宽中；麦芽、鸡内金健胃消食、化积调中；代赭石重镇降逆，降肺胃之气；柴胡疏解郁滞；紫苏子降气化痰；甘草调和诸药。诸药合用，使脾胃之气足，肺胃之气降，则诸症缓解。

验方5：防己黄芪汤合真武汤、麻黄汤加减

[方药] 生黄芪、炒白术、防己、茯苓、黑附片、白芍、炙麻黄、杏仁、生甘草、生姜、大枣、陈皮、泽泻、猪苓、桂枝、姜半夏、黄连、大黄。

[功效] 益气健脾，宣肺利湿解毒。

[主治] 肺癌之肺脾气虚，湿瘀毒滞证。

[用法] 水煎，每日1剂，分2次温服。黑附片先煎。

[方义] 肺脾同病是肺癌发病的基础，无论是脾病及肺或肺病及脾，均可导致患者肺脾之气不足，肺主水主气的功能障碍，从而水湿、瘀血、毒邪内蕴，日久则阳虚水泛而致水肿。临床表现为咳嗽咳痰，神疲乏力，食欲不振，胸闷气促，水肿等。治疗选用理气健脾、宣肺利水法，方用防己黄芪汤合真武汤、麻黄汤加减。方中生黄芪、炒白术、茯苓健脾益气；麻黄、杏仁宣肺降气；防己、泽泻、猪苓、黑附片、桂枝温阳利水；白芍养血；姜半夏、黄连调脾胃气机之升降；生姜、大枣合桂枝、白芍取桂枝汤之意，调和阴阳；陈皮理气；大黄逐瘀；甘草调和诸药。全方共奏益气健脾、宣肺利水解毒之功。

验方6：养肺解毒汤

[方药] 人参、太子参、党参、黄芪、玄参、沙参、生地黄、丹参、当归、山慈菇、乳香、没药、三棱、莪术、白花蛇舌草、浙贝母、法半夏、泽泻、白术、茯苓、熟地黄、枸杞子、白芍。

[功效] 益气养阴，化瘀解毒。

[主治] 肺癌之气阴两虚证。

[用法] 水煎，每日1剂，分2次温服。

[方义] 本病证以气阴两虚为本，热毒、癌毒、痰浊、气滞、血瘀为标。治疗以益气养阴为主，采用养肺解毒汤治疗。方中人参、太子参、党参、黄

芪补益肺气；玄参滋阴降火、解毒散结；沙参、生地黄滋阴润肺；丹参、当归养血活血；山慈菇解毒散结；乳香、没药、三棱、莪术活血化瘀；白花蛇舌草解毒抗癌；浙贝母解毒散结、化痰止咳；法半夏燥湿化痰；泽泻利水泄浊；白术、茯苓等健脾利水；熟地黄、枸杞子润肺养肝、滋肾益精；白芍养血敛阴、柔肝止痛。诸药合用，共奏益气、养阴、解毒、祛瘀、散结之功。

验方7：扶正解毒汤

[方药]黄芪、白参、当归、茯苓、白术、升麻、柴胡、陈皮、姜半夏、炙甘草。

[功效]益气扶正，解毒祛邪。

[主治]肺癌化疗期及化疗后之正虚毒蕴证。

[用法]水煎，每日1剂，分2次温服。

[方义]化疗虽能杀伤肿瘤细胞，但是也具有一定的毒副作用，易损伤正气。因此，曹教授采用扶正解毒汤扶助正气，防治肺癌化疗期及化疗后的不良反应，如免疫功能下降、消化道反应等。方中黄芪、白参、炙甘草益气；茯苓、白术健脾；当归养血和营；陈皮理气和胃；姜半夏降逆止呕；升麻、柴胡升阳举陷。诸药合用，共奏益气健脾生血、和胃降逆止呕之功。临床研究显示，该方能增强肺癌患者的免疫功能，对化疗有增效减毒的作用，提高了患者的生存质量。

验方8：益肺抗癌饮

[方药]西洋参、黄芪、白术、茯苓、黄精、麦冬、枸杞子、麻黄、杏仁、姜半夏、姜竹茹、鳖甲、夏枯草、白花蛇舌草、半枝莲、甘草。

[功效]扶正抗癌解毒。

[主治]中晚期肺癌之正虚邪聚证。

[用法]水煎，每日1剂，分2次温服。

[方义]中晚期肺癌患者正气亏虚，邪毒积聚，故治疗上以扶正为先。方中西洋参、黄芪、白术、茯苓健脾益肺、补气生津；黄精、麦冬滋阴润肺；麻黄、杏仁宣肺止咳；姜半夏、竹茹化痰和胃止呕，可预防和减轻放化疗引起

的胃肠道反应；鳖甲、夏枯草软坚散结；白花蛇舌草、半枝莲清热解毒。临床研究显示，该方扶正祛邪，能稳定病灶，改善临床症状，缓解放化疗不良反应，提高生活质量。

经验点睛

曹教授治疗肺癌的思路主要有四方面：一是从脾胃论治；二是从寒热论治；三是从痰瘀论治；四是从肝论治。

（1）从脾胃论治。

曹教授将肺癌的病因病机概况为"虚、毒、痰、瘀、郁"五个方面，"虚"主要为脾肺亏虚，其中以脾胃虚为发病之本。脾胃肺虚弱，脏腑功能失调，津液输布失司，痰、瘀、水饮等阴邪相互搏结，日久成肺积。加之手术及放化疗等治疗手段损伤脾胃功能，使患者在脾肺亏虚的状态下再伤胃气，从而促使病情恶化。故曹教授临床治疗肺癌重视脾胃亏虚，治疗以健脾胃、扶肺气为主法。健脾之关键不在补而在运，即调畅脾胃气机，同时配合升麻、柴胡等升发脾气的中药，使中焦阳气得以鼓舞，还可佐以青皮、陈皮、姜半夏、猪苓、茯苓、苍术、藤梨根等降气、消痰、利水、抗癌。肺癌患者在放化疗之后常出现脘痞食少、呕吐、便溏等脾胃虚寒证候，故还需温脾，可用理中汤类温中祛寒、补气健脾。顾护脾胃除药物治疗外还应调理饮食。饮食应清淡、清润、易消化，注意增强患者食欲，忌辛热、苦寒或滋腻之品，以防损伤正气。

（2）从寒热论治。

寒热错杂是肺癌晚期痰瘀搏结的必然结果。若肾阳虚衰，则阴寒内生，五脏虚寒，此为肺癌晚期之寒象。气机郁滞，痰浊瘀血郁久化热，此为实热；阳虚阴盛，虚阳郁内，日久化火，形成阳虚火郁，此为虚热。肺癌晚期患者临床表现既有寒象又有热象，可表现为既怕冷又怕热，欲食冷饮却又饮之不舒，欲食热食又食之无味，舌红干而苔白，或舌暗淡而苔黄，这是肺癌晚期的寒热错杂之象。因此，临证用药当以平调寒热为根本治法，以纠正寒热错杂的状态。寒热错杂也可引起虚实错杂，最终导致寒热虚实错杂并存，因此在用药上还需兼顾虚实，寒热虚实并治，方以乌梅丸加减清解郁热，使寒热得调，阴阳平衡，正气恢复。

（3）从痰瘀论治。

肝肺气滞是肺癌发生的始动因素，在气滞的基础上痰瘀凝聚，日久形成肺部肿瘤。因此，痰、瘀是肺癌形成的核心病理因素，贯穿肺癌的始终。因此，祛痰除瘀是肺癌治疗的关键，但并非单纯地消除痰瘀，而是在扶助正气的基础上佐祛痰化瘀之品。尤其是晚期肺癌，正气亏虚，不宜猛攻痰瘀，以防正气损伤。曹教授采用化积方加减（丹参、茯苓、陈皮等）健脾祛湿、理气化痰、活血祛瘀，缓消痰瘀，攻补兼施，可缓解症状，减轻患者的肿瘤负荷，改善生活质量，使得患者"带瘤生存"。

（4）从肝论治。

咳嗽是肺癌最常见的症状，常表现为咳中带痰，痰黏难咳，多伴情志不畅、多思善虑、胸闷胁痛等症状。患者因病情变化或骤然获悉病情导致忧虑过度，以致肝郁气结，升降失司，津液不布，水道不利，聚而生痰，此皆因肝郁而生，故曰"郁痰"。曹教授往往从肝论治，治肝首当疏肝，气机调达，则肺宣发肃降功能正常。肝郁日久则化火，故需以清金制木法，清肝火以清肺火。肝火燔灼阴液而致肺肾之阴血亏虚，治当柔肝养血、滋水涵木。肝郁疏解，肝气调达，气行则痰化瘀除，诸邪尽去，各症可消。

医案采撷

医案1：肝郁脾虚案

［资料］患者，女，56岁。

［初诊］2020年8月28日。主诉：反复咳嗽咳痰11个月余。患者于2019年9月体检查出左肺占位，CT示：左肺病灶，考虑LUNG-RADS 4A类，建议穿刺。完善相关检查后于当年10月行手术治疗，术后病理示：浸润性肺腺癌，未见转移。患者手术后未行放化疗治疗，未服用靶向药。现症见：咳痰量少，痰色白，痰黏难咳，活动或吸气时易诱发咳嗽，气急，声嘶，夜

寐不安，伴多梦，早醒，纳差，大便不成形，每日1~2次，小便黄，舌苔黄腻，舌边瘀暗，脉沉弦。西医诊断：肺癌（晚期）。中医诊断：肺积；辨证：肝郁脾虚证。治法：疏肝解郁，补脾宣肺，化瘀扶正。处方：痛泻要方合四逆散化裁。方药组成：柴胡10g，白芍10g，黄芩炭10g，防风10g，浙贝母10g，橘核6g，山药15g，海浮石15g，白参10g，灵芝15g，全蝎5g，竹茹10g，蜈蚣2条，桑螵蛸30g，天麻15g，甘草5g，陈皮10g。24剂。

[二诊] 2020年10月14日。患者服上方后饮食较前改善，食量增多，大便成形，仍夜寐欠佳，多梦，舌苔薄黄，舌边瘀暗。守前方加用山药至30g、鳖甲30g、夜交藤15g、龟甲30g，继服24剂巩固治疗。

医案2：阴虚火旺案

[资料] 患者，女，45岁。

[初诊] 2020年10月10日。主诉：干咳伴失眠1年余。既往肺腺癌病史2年。现症见：神情惆怅，面色略暗，就诊过程中语声低下，喜叹息。自诉阵发性干咳，无明显咳痰，夜间加重，咳甚难以入睡，睡眠差，入睡困难，多梦早醒。平素双手心自觉发热，易疲劳，时有双上肢胀痛，经闭，易饥饿，进食速度快，大便每日1~2次，小便正常，舌瘦红，苔少，脉弦细。西医诊断：肺癌（肺腺癌），失眠。中医诊断：肺积，不寐；辨证：阴虚火旺证。治法：滋阴降火，养血安神。处方：青蒿鳖甲汤加减。方药组成：青蒿10g，鳖甲30g，秦艽15g，姜黄15g，浙贝母10g，海螵蛸15g，天麻15g，灵芝15g，龟甲30g，远志10g，珍珠母30g，生龙齿30g，前胡10g，枳实10g，厚朴10g，杏仁10g，海浮石15g，制地龙15g，黄连3g。15剂，每日1剂。水煎。

[二诊] 2020年10月24日。患者诉睡眠较前改善，夜间入睡较前稍易，睡眠时间延长，仍有间断性咳嗽。患者目前睡眠较前明显改善，正气较前恢复，咳嗽考虑肿瘤刺激所致。于原方基础上加重楼10g、全蝎3g解毒散结，加蜜炙紫菀10g止咳；减秦艽、姜黄。15剂。

[三诊] 2020年11月13日。患者睡眠较前继续改善，对睡眠质量较满意，偶有咳嗽。守方巩固治疗。

医案3：肺脾两虚，痰湿蕴结，风水瘀阻案

[资料] 患者，男，70岁。

[初诊] 2021年3月30日。患者自诉2020年12月底因"咳嗽、气促2个月"至当地医院就诊，查肺部CT示：肺癌可能性大、胸腔积液。PET-CT考虑肺癌并阻塞性肺不张、淋巴结转移瘤、肺转移瘤可能性大。纤维支气管镜诊断：右上叶病变（恶性肿瘤？）。病理诊断：肺腺癌。患者拒绝放化疗，予以胸腔积液引流、抗感染、止咳、解痉平喘及对症支持治疗。现症见：咳嗽，咳少量白色黏液痰，稍感气促，活动后加重，面颈部浮肿，前胸皮肤脉络瘀紫，疲乏无力，目内眦红，食欲偏低，纳食少，大便欠通畅，每2日一行，小便黄，夜寐欠安，舌苔白浊，舌边尖红，舌下脉络曲张，脉弦。既往嗜食生冷、肥甘厚味之物。西医诊断：肺癌，上腔静脉阻塞综合征，阻塞性肺不张，慢性阻塞性肺疾病。中医诊断：肺积；辨证：肺脾两虚，痰湿蕴结，风水瘀阻证。治法：益气健脾补肺，化痰散结，祛风利水，活血解痉。处方：黄芪防风加味汤。方药组成：黄芪15g，防风10g，茯苓15g，浙贝母10g，麸炒海螵蛸15g，泽泻15g，益母草15g，怀牛膝10g，牵牛子6g，车前子15g，麻黄3g，葛花15g，甘草6g。

[二诊] 2021年4月10日。患者面颈部轻微浮肿，前胸皮肤脉络瘀紫大部分消退，咳嗽减轻，痰少质黏，疲乏，目内眦红，食欲同前，大便通畅，小便黄，夜寐安，舌淡红，苔薄白，脉弦。原方加白参10g、炒鸡内金10g、炒麦芽10g。18剂。

[三诊] 2021年4月30日。患者面颈部浮肿基本消退，前胸皮肤脉络未见瘀紫，偶有咳嗽，无痰，无明显疲乏、目内眦红，食欲增强，纳食较前增多，夜寐及大小便均可，舌淡红，苔薄白，脉沉。于原方去牵牛子、益母草、车前子、麻黄，继续巩固治疗，嘱患者避风寒，畅情志，忌食生冷辛辣刺激之品。

医案4：脾胃气虚，气机上逆案

[资料] 患者，男，76岁。

[初诊] 2016年8月4日。患者诉2016年6月18日体检时查胸部正侧位示：右肺占位性病变可能，建议CT检查。遂于6月24日在当地某医院住院诊疗，行纤维支气管镜检查示：右中叶病变。6月25日病理结果示：倾向鳞癌。6月27日胸部CT平扫+增强：考虑中央型肺癌可能性大，右锁骨上多发淋巴结转移。7月19日病检示：鳞癌浸润。患者拒绝行手术治疗或化疗。现症见：咳嗽，少痰，呃逆频作，嗳气，胃脘部稍胀，食后尤甚，咳甚较剧时感恶心欲呕，乏力，纳食乏味，夜寐尚可，小便正常，大便每日1~2次，不成形，舌淡，苔薄黄略腻，脉弱。西医诊断：肺癌。中医诊断：肺积；辨证：脾胃气虚，气机上逆证。治法：益气健脾，和胃降逆。处方：香砂六君子汤加减。方药组成：广木香10g，砂仁3g，党参15g，茯苓15g，白术10g，代赭石5g，枳实10g，麦芽10g，鸡内金10g，陈皮10g，柴胡10g，紫苏子15g，甘草5g。7剂。嘱患者服药期间忌食生冷油腻之品。

[二诊] 2016年8月12日。患者服药后呃逆、嗳气均较前减少，时有咳嗽，恶心欲呕，乏力减轻，仍食后胃脘部胀闷感，口苦，大便成形，每日1次，舌淡红，苔薄黄稍腻，脉弱。于前方加黄连5g、吴茱萸3g、大黄2g。14剂。

[三诊] 2016年8月29日。患者服药后偶有呃逆，少有嗳气，无明显乏力感，食后胃脘部胀闷感明显减轻，口干略苦，纳食可，已无咳嗽、恶心欲呕，舌淡红，苔薄黄，脉弱。于二诊方加麦冬15g、南沙参15g、知母10g、石斛15g。14剂。

[四诊] 2016年9月16日。患者进食后偶有呃逆及胃脘部胀闷，少有咳嗽，无痰，无嗳气、欲呕、口干口苦，纳寐可，二便正常，舌淡红，苔薄黄，脉弦细。继续治以香砂六君子汤加减。

[随访] 患者治疗半年余，少有咳嗽、恶心欲呕、呃逆、嗳气等症状，精神状态可，未诉其他不适。复查胸部CT平扫+增强提示：肿块较前无增大。

医案5：肺脾气虚，水停毒瘀案

[资料] 患者，男，72岁。

[初诊] 2014年9月5日。主诉：咳嗽咳痰伴痰中带血半个月。在当地医

院行胸部 CT 考虑肺癌，由于患者年龄较高，患者及家属拒绝行支气管镜或肺穿刺等一系列有创检查。现症见：咳嗽，痰白，量多而黏，偶有痰中带血，色黑，夹有小血块，神疲乏力，面色苍白，动则胸闷气促，双下肢稍浮肿，食欲不振，睡眠差，小便可，大便每日 3～5 次，舌淡，苔薄白，脉沉细。西医诊断：肺癌。中医诊断：肺积；辨证：肺脾气虚，水停毒瘀证。治法：益气健脾，宣肺利水解毒。处方：防己黄芪汤合真武汤、麻黄汤加减。方药组成：生黄芪 60g，炒白术 15g，防己 15g，茯苓 20g，黑附片（先煎）10g，白芍 15g，炙麻黄 9g，杏仁 10g，生甘草 15g，生姜 5 片，大枣 5 枚。陈皮 6g，泽泻 15g，猪苓 20g，桂枝 9g，姜半夏 10g，黄连 6g，大黄 2g。30 剂，每日 1 剂，水煎，上午 10 时、下午 4 时各服药 1 次。外洗方：生黄芪 30g，炒白术 15g，防己 15g，防风 10g，毛冬青 30g，大黄 10g，茯苓 20g，白芍 15g，泽泻 15g，猪苓 20g。30 剂。嘱患者每日用汤液洗手、泡脚 2 次。并予以自制药消肿抗瘤外敷散外敷右上胸部，每日睡前外敷，8～10h。

[二诊] 2015 年 10 月 5 日。患者咳嗽较前缓解，痰白，无痰中带血，双下肢未见浮肿，食纳可，睡眠一般，小便正常，大便秘结。原方去泽泻、猪苓、黄连，加桔梗 10g、瓜蒌仁 10g。15 剂。

[随访] 患者自觉精神较好，饮食倍增，诸症改善，病情稳定，体重增加，遂继续巩固治疗。

医案6：风热袭表案

[资料] 患者，女，46 岁。

[初诊] 2020 年 8 月 12 日。患者于 2020 年 5 月体检发现左肺结节，进一步行胸部增强 CT 提示肺癌可能性大，行左锁骨上淋巴结穿刺活检并完善基因检测，提示为肺腺癌，EGFR19del（+），2020 年 6 月开始口服吉非替尼靶向治疗。服药近半个月颜面部开始出现红色皮疹，未予特殊处理，皮疹逐渐增多，累及胸背部。现症见：颜面部密集红斑，色鲜红，部分呈痤疮样，伴瘙痒、疼痛，少量抓痕，口干，晨起口苦，纳食欠佳，夜寐因皮肤瘙痒欠佳，二便尚可，舌红，苔黄，脉浮数。西医诊断：肺癌（肺腺癌），药物相关性皮疹。中医诊断：肺积，药疹；辨证：风热袭表证。治法：疏风清热，透疹止

痒。处方：银翘散合消风散加减。方药组成：金银花10g，连翘15g，桔梗10g，麻黄5g，杏仁10g，牛蒡子15g，荆芥10g，防风10g，蝉蜕5g，苍术10g，苦参15g，石膏（先煎）6g，知母10g，当归15g，生地黄15g，薄荷（后下）5g，甘草5g。7剂，水煎，每日1剂，早晚分服。嘱患者熬汁口服2次后，再取药渣熬汁反复外敷患处，以皮肤潮红为度，时间不可过长，以免再次损伤皮肤，随后温水洗净，无菌纱布擦干患处，保持干燥清洁，切忌抓挠，并嘱患者避免强紫外线照射，做好物理防晒，使用棉质舒适衣物，忌食辛辣刺激、鱼腥、浓茶等。

[二诊] 2020年8月22日。头面部及胸背部散在皮疹，较前明显减少，色暗红，伴瘙痒，无明显触痛、渗液，口干不欲饮，无口苦，食纳尚可，夜寐欠佳，舌红，苔稍厚微黄，脉弦。原方去石膏，加葛根20g、天花粉15g、鳖甲（先煎）30g、龟甲（先煎）30g。14剂，用法及注意事项同初诊。

[三诊] 2020年9月10日。头面部及背部未见皮疹，仅见皮肤色素沉着样改变，患者坚持中药治疗，皮疹未再发。

蒋益兰

医家风采

蒋益兰（1961— ），女，主任医师，教授，博士研究生导师，全国老中医药专家学术经验继承工作指导老师，湖南省名中医，任湖南省中医药和中西医结合学会肿瘤专业委员会主任委员、中华中医药学会肿瘤分会和中国中西医结合学会肿瘤专业委员会常务委员、中国中医药研究促进会肿瘤专业委员会副主委等，擅长运用中医药与中西医结合防治肝癌、肺癌、大肠癌等恶性肿瘤。

验方拾贝

验方1：肺复方加减

[方药] 明党参、白术、茯苓、法半夏、黄芪、白花蛇舌草、臭牡丹、猫爪草、半枝莲、全蝎、桔梗、桑白皮、南沙参、枳壳、枸杞子、灵芝、百合、甘草。

[功效] 益气养阴，化痰解毒散结。

[主治] 肺癌并纵隔淋巴结转移之气阴两虚，痰瘀毒结证。

[用法] 水煎，每日1剂，分2次温服。

[方义] 肺癌并发转移患者多已为晚期，此时正气不足，邪毒内壅，加之化疗损伤气阴，故临床表现为气阴两虚兼有痰瘀毒结之象。治疗以益气养阴、化痰解毒散结为法，采用肺复方治疗。方中明党参、茯苓、白术、黄芪、灵芝益气健脾、培土生金；南沙参、百合养阴润肺；枸杞子补益肝肾；法半夏、

桔梗宣肺化痰；桑白皮泻肺平喘、利水消肿；枳壳理气宽中、行滞消胀；臭牡丹、白花蛇舌草、半枝莲、猫爪草清热解毒、软坚散结；全蝎活血祛瘀通络；甘草调和诸药。全方益气养阴扶正，化瘀解毒祛邪，攻补兼施，是临床肺癌中医药维持治疗的常用方剂。

验方2：脾肾方加减

[方药] 生晒参、黄芪、白术、茯苓、法半夏、紫苏梗、女贞子、墨旱莲、枸杞子、淫羊藿、菟丝子、灵芝、竹茹、麦芽、夜交藤、郁金、怀牛膝、鸡血藤、甘草。

[功效] 补益脾肾，益气养血，祛瘀解毒。

[主治] 晚期肺癌并双肺、脑转移之脾肾两虚，瘀毒内结证。

[用法] 水煎，每日1剂，分2次温服。

[方义] 晚期肺癌患者多采用靶向、化疗等治疗手段攻邪，会产生消化道反应、骨髓抑制及肝肾功能损伤等毒副作用，加之晚期存在转移病灶，进而导致脾、胃、肾等脏腑受损，从出现转移灶。其病机以脾肾亏虚为本，瘀毒内蕴为标。治疗以补益脾肾、和胃降逆、益气养血为主法，兼顾化瘀解毒，采用脾肾方治疗。方中生晒参、黄芪、灵芝益气扶正；淫羊藿、女贞子、墨旱莲、枸杞子、菟丝子、补益肝肾；白术、茯苓益气健脾；法半夏祛湿化痰；竹茹、紫苏梗止呕，防治恶心呕吐等不良反应；麦芽健胃消积；怀牛膝、郁金、鸡血藤活血祛瘀；夜交藤安神；甘草调和诸药。全方以补脾益肾、益气养血为主，兼以理气和胃、祛瘀解毒，可用于治疗肺癌晚期及复发转移。

验方3：四君子汤合消风散加减

[方药] 明党参、茯苓、法半夏、黄芪、灵芝、桔梗、百合、麦冬、白花蛇舌草、臭牡丹、蒲公英、龙葵、紫草、赤芍、蝉蜕、防风、郁金、黄芩、甘草。

[功效] 益气健脾，清热凉血，解毒散结。

[主治] 肺癌靶向治疗后并发皮疹之正气亏虚，热毒蕴结证。

[用法] 水煎，每日1剂，分2次温服。

[方义] 晚期肺癌患者靶向治疗后易产生皮疹等不良反应，此时正气亏虚，余毒未尽。脾胃损伤，肺脾同病，则发咳嗽、腹泻、恶心呕吐等。药毒内郁，生湿化热，湿热之毒蕴蒸肌肤而发皮疹；肺气亏虚，卫外不固，外感风热，郁久化火，血热妄行，外溢于肌表则发皮疹。临床表现为皮疹，瘙痒，咽部不适，口干，乏力，舌红，苔薄黄，脉弦数等。故蒋教授从健脾益气、清热凉血、解毒散结入手，以四君子汤合消风散加减治疗。方中明党参、茯苓、黄芪、灵芝益气健脾、培土生金；百合、麦冬养阴润肺；臭牡丹、白花蛇舌草、蒲公英清热解毒、消肿散结；郁金行气活血；黄芩清热燥湿解毒；龙葵活血消肿、解热镇痛；蝉蜕、防风清热除湿、祛风止痒；紫草、赤芍清热凉血、消斑透疹；法半夏燥湿化痰、消痞散结；桔梗祛痰排脓、载药上行；甘草调和诸药。全方药性平和，清热而不伤脾，祛湿亦不伤津，治疗放化疗及靶向治疗后的皮疹等不良反应疗效甚佳。

验方4：益肺消疹方

[方药] 百合、紫草、明党参、茯苓、麦冬、灵芝、桔梗、牡丹皮、蝉蜕、防风、白花蛇舌草、臭牡丹、甘草。

[功效] 益气养阴，清热解毒透疹。

[主治] 肺癌靶向治疗相关性皮疹之气阴两伤，脾胃亏虚证。

[用法] 水煎，每日1剂，分2次温服。

[方义] 靶向药物属于药毒，亦属火热之毒，火毒内盛，燔灼营血，损耗气血津液，外伤皮肤而见皮疹。故治疗以补益气阴为主，辅清热解毒、祛风除湿之法。方中百合、紫草益气养阴、清热解毒透疹；明党参、茯苓益气健脾，培土生金，滋养肺气；麦冬、桔梗养阴生津、祛痰排脓；灵芝平补肺肾；防风、蝉蜕疏风止痒；牡丹皮凉血散血；白花蛇舌草、臭牡丹清热解毒；甘草调和诸药。全方攻补兼施，共奏益气养阴、清热解毒透疹之功。

验方5：六君子汤合桔梗汤加减

[方药] 太子参、白术、茯苓、法半夏、生黄芪、灵芝、桔梗、浙贝母、瓜蒌、百部、百合、甘草、臭牡丹、白花蛇舌草、枸杞子、菟丝子、麦芽、

谷芽、酸枣仁、夜交藤。

[功效] 健脾益肺，化痰散结，祛瘀解毒。

[主治] 肺癌并肋骨转移之肺脾气虚，瘀毒内结证。

[用法] 水煎，每日1剂，分2次温服。

[方义] 本病证多因正气虚损，阴阳失调，瘀毒内结所致。临床表现为体质虚弱、面色萎黄、进食不香、睡眠差、胸腹疼痛、四肢骨节酸痛、咳嗽、胸闷、气短等。《脾胃论·脾胃盛衰论》载："肺金受邪，由脾胃虚弱不能生肺，乃所生受病也。"故蒋教授治疗此病证常从健脾益肺、化痰散结着手，注重顾护脾胃之气，以六君子汤合桔梗汤加减肺脾同调。方中太子参、白术、茯苓、甘草、黄芪益气健脾；枸杞子、菟丝子补益肝肾；麦芽、谷芽和胃消积；百合、酸枣仁、夜交藤养心安神，改善睡眠；白花蛇舌草、臭牡丹清热解毒散结；法半夏、桔梗止咳祛痰；灵芝补气安神、止咳平喘；浙贝母化痰止咳、解毒散结；瓜蒌清热涤痰、宽胸散结；百部润肺止咳；甘草调和诸药。全方治疗体虚邪实之肺癌并发转移者，效佳。

经验点睛

蒋教授认为肺癌的发生是多种因素综合作用的结果，其形成是由于正气亏虚，脏腑功能失调，邪毒侵肺所致。其关键病位在肺，但是不离脾肾。肺气失宣，气机不畅，脾胃运化失常，肾水通调不畅，水津不布，津聚为痰，痰凝气滞，血不畅行，日久成瘀，瘀毒内结，故成肺癌。加之肺癌好发于40岁以上的中老年人，因其生理功能衰退，脾肾功能亏虚所致。且大多数肺癌患者多采用了化疗及靶向药物治疗，亦损伤肺、脾、肾三脏，从而多出现脾肾两虚、脾肺两虚、气阴亏虚、气滞血瘀等证型。（1）气阴两虚型常用生脉散合沙参麦冬汤加减（太子参、麦冬、北沙参、天花粉、法半夏、黄芪、白术、浙贝母、白花蛇舌草、臭牡丹、甘草等）益气养阴、解毒清肺，或者经验方肺复方加减（明党参/太子参/生晒参、白术、茯苓、法半夏、黄芪、灵芝、桔梗、白花蛇舌草、臭牡丹、枸杞子、郁金、百合、麦冬、甘草等）益气养阴、宣肺化痰、化瘀解毒等。（2）肺脾气虚型多用六君子汤加减（党参、茯苓、白术、甘草、砂仁、陈皮等）补益脾肺。（3）肺肾阴虚型常用百合固金汤加减（山茱萸、生地黄、茯苓、牡丹皮、麦冬、浙贝母、百合、白芍、沙参、桔梗、白花蛇舌草、半枝莲、甘草等）养阴滋肾、清热解毒，或者经验方脾肾方加减（生晒参、黄芪、淫羊藿、白术、茯苓、法半夏、女贞子、墨旱莲、枸杞子、菟丝子、灵芝、甘草等）补益脾肾、和胃降逆、益气养血等。（4）脾虚痰湿型采用六君子汤加减（党参、白术、茯苓、法半夏、黄芪、枳壳、制胆南星、薏苡仁、砂仁、臭牡丹、白花蛇舌草、半枝莲、桑白皮、款冬花、甘草等）健脾益肺、祛痰解毒。（5）气滞血瘀型则以四物汤加减（当归、生地黄、枳壳、白芍、田三七、龙葵、莪术、瓜蒌、浙贝母、石见穿、露蜂房、桔梗、竹茹等）理气活血、化痰软坚。（6）肺癌化疗后常出现气血损伤，脾胃亏虚，肝肾亏虚等虚象，故临床采用补虚经验方补虚扶正，如健脾和胃方（旋覆花、党参、生姜、代赭石、炙甘草等）、补气养血方（党参、炒白术、茯苓、炙甘草、当归、川芎、熟地黄等）、滋补肝肾方（熟地黄、山茱萸、山药、泽泻、牡丹皮、茯苓等）等。经临床验证，根据患者病情联合使用的补虚方能提高肿瘤控制率、减轻化疗不良反应、提高机体免疫力，稳定病灶，延长生存期，使患者达到"带瘤生存"的目的。

肺癌患者晚期多有脑、骨等部位的转移，加之化疗、靶向药物的毒副作用，临床多有胃肠、血液等系统的不良反应，临床在辨证论治的基础上需对症用药，如咯血，用仙鹤草、白茅根、地榆炭、蒲黄炭、三七凉血化瘀止血；喘促甚，用桑白皮、葶苈子、白果泻肺平喘、敛肺化痰；咳嗽痰多，用百部、款冬花、紫菀润肺下气、止咳化痰；疼痛甚，用苏木、莪术、鸡血藤活血止痛；脑转移，用全蝎、地龙、僵蚕、蜈蚣息风通络；骨转移，加骨碎补、牛膝、续断补肝肾、强筋骨；恶心呕吐、胃脘不适，用竹茹、藿香和中止呕；化疗后出现恶心呕吐、纳差等消化道不良反应，用砂仁醒脾和胃，麦芽、山楂、鸡内金运脾消积。

综上所述，晚期肺癌患者具有"体虚邪实"的特点，多有气血阴阳亏虚，脏腑功能衰弱，兼有邪毒内留。其常用补虚、化痰止咳、清热解毒类药，如用甘草、黄芪、灵芝、茯苓等益气健脾；桔梗、半夏等化痰止咳平喘；沙参、麦冬、百合养阴清肺、益胃生津；白花蛇舌草、臭牡丹、茯苓、龙葵等清热解毒散结,并常佐以麦芽、陈皮等甘缓药调和脾胃,防攻不伤正;枳壳、郁金等行气解郁;川芎、延胡索等行气活血止痛。临床需辨别虚实之侧重,若正气尚足,重用抗癌之品;正气已虚,则以扶正为主,宜多用平和轻灵之药,不宜使用大量清热解毒攻伐类药物,要权衡扶正与祛邪的轻重缓急,有的放矢,方可力挽狂澜。

医案采撷

医案1:气阴两虚,痰瘀毒结案

[资料]患者,男,67岁。

[初诊]2018年3月29日。主诉:肺癌半年。患者于2017年10月查出肺癌并肺门、纵隔淋巴结转移及右肺尖转移可能。现症见:咳嗽,稍咳白色泡沫痰,乏力,无明显恶心呕吐,纳呆,寐尚可,二便调,舌红,苔薄白,脉细弦。西医诊断:肺癌(左下肺中分化腺癌),纵隔淋巴结转移。中医诊断:肺积;辨证:气阴两虚,痰瘀毒结证。治法:益气养阴,化痰解毒散结。处方:肺复方加减。方药组成:明党参10g、白术10g、茯苓10g、法半夏10g、黄芪15g、白花蛇舌草30g、臭牡丹30g、猫爪草10g、半枝莲30g、全蝎6g、桔梗10g、桑白皮10g、南沙参10g、枳壳10g、枸杞子10g、灵芝15g、百合30g、甘草5g。30剂,每日1剂,水煎,分早晚2次温服。

[二诊]2018年4月26日。患者咳嗽减轻,疲劳乏力、食欲均改善,精神尚可,仍稍有咳嗽,咳痰较前稍多,寐尚可,二便调,舌红,苔薄白,脉弦细。仍考虑气阴两虚,痰瘀毒结所致,治以益气养阴、扶正健脾之法,并增强宣肺化痰之力,予以肺复方加减治疗。处方:明党参10g、茯苓10g、法半夏10g、灵芝10g、黄芪15g、白花蛇舌草30g、臭牡丹30g、白英10g、龙葵15g、南沙参10g、百合30g、麦冬10g、桔梗10g、百部10g、紫菀10g、郁金10g、枳壳10g、甘草5g。30剂。

[三诊]2018年5月28日。患者咳嗽咳痰明显改善,晨起稍有咳嗽,无咯血,精神尚可,纳寐尚佳,二便调,舌淡红,苔薄白,脉弦细。于前方去

白英、龙葵、紫菀、郁金，加白术 10g、枸杞子 10g、浙贝母 10g、款冬花 10g。30 剂。

[随访] 患者一直采用中医药治疗，目前病情稳定，纳寐精神均佳，生活如常人。

医案2：脾肾两虚，瘀毒内结案

[资料] 患者，女，39 岁。

[初诊] 2017 年 12 月 5 日。主诉：肺癌 5 个月。患者于 2017 年 7 月行影像学及纤维支气管镜活检后诊断为右上肺中央型中分化腺癌伴双肺、脑转移，后行相关化疗方案。现症见：时有恶心呕吐，纳差，咽中有异物感，无咳嗽咳痰、胸痛气促，双膝关节酸痛，畏寒，无口干、口苦，夜寐一般，易醒，二便尚可，舌淡红，苔薄白，脉沉细。西医诊断：肺癌（右上肺中央型中分化腺癌），双肺、脑转移。中医诊断：肺积；辨证：脾肾两虚，瘀毒内结证。治法：补益脾肾，和胃降逆，益气养血。处方：脾肾方加减。方药组成：生晒参 10g，黄芪 30g，白术 10g，茯苓 10g，法半夏 9g，紫苏梗 10g，女贞子 10g，墨旱莲 10g，枸杞子 10g，淫羊藿 10g，菟丝子 10g，灵芝 10g，竹茹 10g，麦芽 15g，夜交藤 25g，郁金 15g，怀牛膝 10g，鸡血藤 20g，甘草 5g。30 剂，每日 1 剂，水煎，分 2 次温服。

[二诊] 2018 年 1 月 3 日。患者头晕，偶疼痛，咽喉异物感，晨起后稍恶心，口干口苦，膝关节疼痛较前改善，夜寐一般，多梦，偶心悸心慌，舌红，苔薄白，脉弦细。仍考虑脾肾两虚，瘀毒内结所致，治以补益肾阴、健脾和胃、祛风化痰散结之法，予以脾肾方加减治疗。处方：生晒参 10g，黄芪 30g，淫羊藿 10g，茯苓 10g，法半夏 9g，女贞子 10g，墨旱莲 10g，枸杞子 10g，菟丝子 10g，灵芝 10g，甘草 5g，全蝎 6g，壁虎 10g，白花蛇舌草 15g，半枝莲 15g，竹茹 10g，酸枣仁 20g，合欢皮 15g。30 剂。

[三诊] 2018 年 2 月 5 日。患者咽痒咽干，少咳少痰，稍口干，偶有口苦，无胸闷气促，偶有胸口处刺痛，无明显头晕头痛、恶心呕吐，纳可，夜寐一般，二便调，舌淡，苔薄白，脉弦细。患者脾气渐复，予前方去枸杞子、酸枣仁、壁虎、葛根、竹茹，加合欢皮 10g、夜交藤 25g、三七 5g、南沙参

15g、土贝母6g、猫爪草15g。30剂。

医案3：禀赋不足，风热毒蕴案

[资料] 患者，男，48岁。

[初诊] 2017年8月19日。主诉：肺癌5个月余。患者于2017年3月确诊为右下肺腺癌伴纵隔及右侧锁骨上淋巴结、脑转移，行放化疗及靶向维持治疗。现症见：全身皮疹，瘙痒，咽部不适，口干，无明显咳嗽咳痰，无胸闷气促，偶有胸前区牵扯痛，无头痛头晕，纳寐可，二便调，舌红，苔薄黄，脉弦数。西医诊断：肺癌（右下肺腺癌），纵隔、锁骨上淋巴结转移，脑转移。中医诊断：肺积；辨证：禀赋不足，风热毒蕴证。治法：健脾益气，清热凉血，解毒散结。处方：四君子汤合消风散加减。方药组成：明党参10g，茯苓10g、法半夏9g、黄芪30g、灵芝10g、桔梗10g、百合30g、麦冬15g、白花蛇舌草30g、臭牡丹30g、蒲公英15g、龙葵15g、紫草10g、赤芍12g、蝉蜕6g、防风10g、郁金10g、黄芩10g、甘草6g。30剂，每日1剂，水煎，分2次温服。

[二诊] 2017年9月21日。患者皮疹较前减轻，瘙痒明显改善，无胸闷，偶咳嗽，咳少量白色稀痰，无痰中带血、头晕头痛，食纳可，夜寐一般，二便调，舌淡红，苔薄黄，脉细弦。仍考虑禀赋不足，风热毒蕴所致，患者皮疹渐消，于前方去紫草、赤芍、麦冬，加紫菀15g、川贝母5g、野荞麦根15g。30剂。

[三诊] 2017年10月25日。患者皮疹及瘙痒基本消退，晨起稍有咳嗽，无明显咳痰咯血，精神尚可，纳寐尚佳，二便调，舌淡红，苔薄白，脉弦细。患者症状改善，于前方去紫菀、川贝母、野荞麦根，加龙葵15g、浙贝母15g、全蝎3g。30剂。

[随访] 患者坚持靶向配合中药治疗，皮疹及皮肤瘙痒未再复发，患者生活质量较前明显提高。

医案4：肺脾气虚，瘀毒内结案

[资料] 患者，女，73岁。

［初诊］2007年7月31日。患者于2007年6月28日行纤维支气管镜及局部穿刺活检示：（右下肺）高分化腺癌。2007年7月确诊为右下肺周围型肺癌并肋骨转移。患者拒绝行手术及放化疗。现症见：咳嗽，痰多色白，无力咳出，活动后胸闷气促，无胸痛，时有头晕，乏力，夜寐差，不易入睡，不欲饮食，舌暗淡，苔白厚，脉细。西医诊断：肺癌（右下肺周围型肺癌），肋骨转移。中医诊断：肺积；辨证：肺脾气虚，瘀毒内结证。治法：健脾益肺，化痰散结。处方：六君子汤合桔梗汤加减。方药组成：太子参15g，白术15g，茯苓15g，法半夏10g，生黄芪20g，灵芝15g，桔梗10g，浙贝母15g，瓜蒌10g，百部15g，百合30g，甘草6g、臭牡丹20g，白花蛇舌草20g，枸杞子10g，菟丝子10g，麦芽25g，谷芽25g，酸枣仁25g，夜交藤10g。15剂，每日1剂，水煎，分2次温服。

［二诊］2007年8月14日。患者服用上方后咳嗽、咳痰明显缓解，仍有头晕，双手指偶有疼痛抽搐，纳食增多，夜寐改善，二便调，舌暗红，苔黄厚腻，脉细。仍考虑肺脾气虚、瘀毒内结所致，治以健脾益肺、化痰散结之法，于初诊方去白术、百部，改臭牡丹30g，白花蛇舌草30g，加鸡血藤30g、白芍12g。15剂。

［随访］患者存活至今，精神可，生活自理，症状控制良好，病情稳定。

医案5：气阴两虚，风盛热毒案

［资料］患者，女，47岁。

［初诊］2015年1月13日。患者于2014年2月13日确诊为右上肺腺癌伴脑转移、多发骨转移。先后行2个周期的化疗及肺部、头部γ刀治疗，疗效评估：SD。2014年11月复查示：肝左叶转移瘤，并行射频消融术，疗效评估：PD。遂行血液EGFR基因检测提示有外显子突变，始用盐酸埃克替尼片（凯美纳）口服，每次125mg，每日3次，靶向治疗。2015年1月13日患者服用盐酸埃克替尼片近2周时就诊，面部及上肢见散在皮疹，皮疹色泽鲜红，未见脓液、水疱，瘙痒明显，伴眩晕，无头痛，干咳少痰，无胸闷胸痛，口干，口苦，纳呆，夜寐差，乏力，二便调，舌红，苔薄黄，脉细数。西医诊断：肺癌，药疹。中医诊断：肺积；辨证：气阴两虚，风盛热毒证。治法：

益气养阴，祛风清热解毒。处方：益肺消疹方加味。方药组成：百合30g，紫草15g，明党参15g，茯苓15g，麦冬15g，灵芝15g，桔梗10g，牡丹皮10g，蝉蜕6g，白花蛇舌草20g，臭牡丹20g，甘草6g，荆芥10g，防风10g，炒酸枣仁20g，天麻10g，山楂15g，麦芽15g，石斛10g。15剂，水煎服。嘱患者熬汁口服2次后，再取药渣熬汁外洗。

[二诊] 2015年2月17日。面部及上肢皮疹较前明显好转，纳可，寐安，口干不欲饮，口苦，头晕，耳鸣，偶感头痛、双下肢无力，偶咳白痰，无胸闷、胸痛，舌红，苔薄白，脉弦细。上方去蝉蜕、炒酸枣仁、山楂、麦芽、石斛，加白术15g、南沙参15g、龙葵15g、葛根30g。15剂。续取药渣熬汁外洗。

[三诊] 2015年3月28日。头面四肢未见皮疹，无瘙痒。后患者坚持于门诊进行中药治疗，直至2016年10月未再发皮疹，肿瘤控制可。

曾柏荣

医家风采

曾柏荣（1962— ），男，主任医师，教授，硕士研究生导师，任湖南省中医药和中西医结合学会肿瘤专业委员副主委、湖南省中医医院肿瘤科质量控制中心第一届委员会副主委、湖南省中西医结合学会第三届健康管理专业委员会委员等，擅长中西医结合诊治恶性肿瘤与内科慢性疑难杂病。

验方拾贝

验方1：补肺解毒汤

[方药] 太子参、党参、黄芪、玄参、北沙参、丹参、山慈菇、乳香、没药、三棱、莪术、龙骨、牡蛎、白术、茯苓、熟地黄、黄精。

[功效] 益气养阴，解毒祛瘀散结。

[主治] 肺癌之气阴两虚，瘀毒内结证。

[用法] 水煎，每日1剂，分2次温服。

[方义] 本病证为外邪蕴肺，日久致气阴耗伤，内外因交织所致。临床表现为咳嗽少痰，胸部隐痛，口干，乏力，易疲劳，纳寐差，舌红少苔，脉细涩。治疗予益气养阴、解毒祛瘀散结之法，拟补肺解毒汤加减治疗。方中党参、太子参、黄芪补脾肺之气；熟地黄、黄精补肾填精；玄参、北沙参养阴清热、润燥生津；山慈菇、牡蛎软坚散结；龙骨镇惊安神；乳香、没药、丹参活血化瘀；三棱、莪术破血消癥；茯苓、白术健运脾胃。全方以补为主，攻补兼施，补不伤阴，攻不伤正，对肺癌气阴两虚，瘀毒内结证颇有疗效。

验方2：加味知柏地黄汤

[方药] 茯苓、盐知母、黄柏、熟地黄、盐泽泻、牡丹皮、山茱萸、山药、重楼、黄芩、太子参、炒栀子、麦冬、甘草。

[功效] 滋阴降火。

[主治] 肺癌并放射性食管炎之阴虚火盛证。

[用法] 水煎，每日1剂，分2次温服。

[方义] 肺癌经放疗后易产生放射性食管炎，临床主要表现为吞咽困难、吞咽疼痛及胸骨后烧灼等，以阴虚火旺为主要证型，以加味知柏地黄汤滋阴降火。方中熟地黄填精益髓、滋补阴精；山茱萸补养肝肾并涩精；山药双补脾肾；麦冬养阴润肺；太子参益气健脾、生津润肺；泽泻利湿泄浊；牡丹皮清泄相火；茯苓健脾渗湿；知母、黄柏清热泻火、滋阴润燥；重楼、栀子、黄芩清热解毒；甘草调和诸药。诸药合用，滋阴而降火，火降则阴养，标本兼治。

验方3：小柴胡汤合止嗽散加减

[方药] 柴胡、黄芩、人参、半夏、炙甘草、生姜、大枣、炒桔梗、荆芥、蒸紫菀、百部、蒸白前、陈皮。

[功效] 疏肝解郁，宣肺泄热，止咳化痰。

[主治] 肺癌咳嗽之肝气犯肺证。

[用法] 水煎，每日1剂，分2次温服。

[方义] 咳嗽为肺癌的常见症状，肺癌患者肺气虚弱，日久损伤肝气，致肝气横逆犯肺而发咳嗽。咳嗽久治不愈，多责之于肝，故从肝论治，予以小柴胡汤合止嗽散加减治疗。小柴胡汤和解少阳、调畅气机，止嗽散宣肺化痰止咳，两方合用，疏肝解郁、宣肺泄热、止咳化痰，适用于肝火犯肺之肺癌咳嗽。

经验点睛

曾教授认为肺癌的发生发展与肺、脾、肾三脏关系密切，临床常见气虚证、阴虚证及气阴两虚证，在虚证的基础上多合并气滞、痰凝、血瘀，且多伴有情志抑郁。肝主疏泄情志，若情志抑郁，肝失调达，上逆侮肺，肺失宣降，木火刑金，火郁伤津，则耗伤气阴。总之，肺以气阴为根本，气阴足则正气盛，邪不可干；而诸邪犯肺，诸虚累肺，先伤气阴，致气阴亏虚。因此，气阴两虚是肺癌发生发展的重要病机，治疗以益气养阴为主，兼以解毒、祛瘀、散结，自创补肺解毒汤治疗。并随症加减：兼咳嗽、痰多而色白者加陈皮、法半夏、紫菀、款冬花、百部、杏仁、桑白皮、葶苈子等止咳平喘、温化寒痰；兼干咳，痰少而黏、色黄者加黄芩、浙贝母、川贝母、天花粉、瓜蒌、炙枇杷叶等清热化痰止咳；兼咯血者加三七粉、茜草、仙鹤草止血；兼失眠、多梦、烦躁不安者加炒酸枣仁、远志、石菖蒲、琥珀，同时可加大原方中龙骨和牡蛎的剂量镇静安神定志；兼心情郁闷，情绪不佳者加香附、郁金、柴胡、白芍、合欢花等疏肝理气解郁；食欲欠佳，纳呆少食者增茯苓、白术等健脾益气药的剂量，再加鸡内金、炒谷芽、焦山楂等健胃消食；肺癌脑转移者加僵蚕、全蝎、蜈蚣、乌梢蛇等通络散结解毒；肺癌转移疼痛者加延胡索、川楝子等行气止痛；骨转移癌寒凝瘀滞者加肉桂、炮姜、熟地黄、鹿角胶温阳散寒。

曾教授在临证中还注重联合中成药治疗，如扶正口服液（西洋参、黄芪、何首乌、熟地黄、枸杞子、白术、麦冬、女贞子、鸡血藤、当归、山茱萸、大枣、甘草）补气养血、健脾护胃，抗癌防移片（斑蝥、刺五加、三棱、莪术、半枝莲、女贞子等）解毒散结防转移，以及通关藤胶囊、华蟾素胶囊、西黄胶囊等，均可使患者获益。临床研究显示，扶正口服液治疗气阴两虚型肺癌患者化疗毒副作用、脾肾亏虚型肺癌骨转移疗效显著，能减轻临床症状、缓解骨转移性癌痛、防肝功能损伤、改善消化道不良反应与骨髓抑制，具有增效减毒的作用。

医案采撷

医案：气阴两虚，瘀毒壅盛案

［资料］患者，男，56岁。

[初诊] 2019年9月30日。患者于2019年8月查出右肺上叶恶性肿瘤，肺癌可能性大，并阻塞性肺不张、上腔静脉狭窄；肺门、纵隔、双侧颈根部、双侧腋窝肿大淋巴结；心包腔少量积液。2019年8月5日行上腔静脉造影及支架植入术，2019年8月9日行纤维支气管镜检查，病理活检为小细胞神经内分泌癌。2019年8月16日开始行依托泊苷＋顺铂方案化疗及姑息性三维适形放疗。后建议患者继续化疗，患者因难以耐受相关不良反应，拒绝再化疗。现症见：咳嗽少痰，右胸部隐痛不适，口干，无口苦，乏力，易疲劳，夜寐差，食纳不佳，舌红少苔，脉细涩。西医诊断：肺癌。中医诊断：肺积；辨证：气阴亏虚，瘀毒壅盛证。治法：益气养阴，解毒祛瘀散结。处方：补肺解毒汤加减。方药组成：人参20g，太子参20g，党参20g，黄芪20g，玄参20g，北沙参20g，丹参15g，山慈菇15g，酸枣仁20g，桑白皮15g，黄芩10g，瓜蒌10g，龙骨15g，牡蛎15g，白术10g，茯苓30g，熟地黄15g，麦冬10g，砂仁6g，五味子3g，甘草6g。21剂，水煎，每日1剂，早晚2次温服。

[二诊] 2019年10月21日。患者服药后口干、体力改善，舌红少苔，脉细涩。效不更方，续服21剂。

[三诊] 2019年11月19日。服药后体力、纳食、睡眠均较前明显改善，稍咳嗽，无痰，稍口干，舌淡红，苔薄黄，脉细涩。于原方去人参，加浙贝母20g、乳香10g、没药10g、麝香1g。

[四诊] 2019年12月26日。患者除偶有咳嗽外，未诉特殊不适。舌淡红，苔薄白，脉滑。处方：太子参20g，北沙参20g，丹参20g，山慈菇15g，黄芩6g，重楼10g，白术10g，茯苓30g，熟地黄15g，桔梗10g，浙贝母15g，三棱20g，莪术20g，蜈蚣3条，陈皮10g，法半夏10g，地龙30g。30剂，水煎，每日1剂，早晚温服。

曾普华

医家风采

曾普华（1976— ），男，主任医师，教授，博士研究生导师及博士后合作导师，湖南省科技拔尖领军人才和中医药领军人才（中医肿瘤学），湖南省"121"第二层次创新人才，湖南省"225"高层次卫生人才（学科带头人），任世界中医药学会联合会肿瘤精准医学专业委员会副会长、中国医师协会中西医结合肿瘤病学专家委员会副主委、中华中医药医学会肿瘤分会和心身医学分会常务委员等，擅长于恶性肿瘤的中医药调治、术后抗复发和转移、放化疗的减毒增效及规范化疗、生物靶向治疗和微创介入治疗等综合治疗。

验方拾贝

验方：固肺消积饮

［方药］党参、黄芪、白术、女贞子、南沙参、补骨脂、法半夏、浙贝母、莪术、壁虎、重楼、半枝莲、石上柏、石见穿、大枣。

［功效］益气养阴，化瘀解毒，化痰散结。

［主治］肺癌之肺脾两虚，痰瘀毒结证。

［用法］水煎，每日1剂，分2次温服。

［方义］本病证乃因肺脾之气不足，毒瘀蕴积，久则耗伤气阴所致，治以益气养阴为主，化瘀解毒、化痰散结为辅，方予固肺消积饮治疗。方中党参、黄芪、白术益气健脾、生津养血；南沙参滋养肺阴；女贞子、补骨脂补肾助阳；莪术、壁虎行气化瘀、软坚散结；法半夏、浙贝母化痰止咳、散结消积；

重楼、半枝莲、石上柏、石见穿等清热解毒、消肿散结；大枣调和药性、补脾益气。全方健脾益肺、化瘀解毒、化痰散结，扶正抗癌，具有调节免疫、稳定瘤体、抗复发和转移等作用。

经验点睛

曾教授认为，气阴两虚，痰瘀毒胶结是肺癌的基本病机，治疗遵"方证辨证"理论，从方证对应、主证主方、随症加减等方面进行病证合参，精准论治。其临床采用经验方固肺消积饮（党参、黄芪、南沙参、白术、女贞子、枸杞子、淫羊藿、半夏、浙贝母、莪术、壁虎、石上柏、半枝莲、重楼、甘草等）益气养阴、化瘀解毒、祛痰散结，对于肺癌及其并发症具有良好疗效。其常在辨证的基础上加入3~5味抗癌中药，如重楼、半枝莲、白花蛇舌草、石上柏、鱼腥草、冬凌草、龙葵、白英、蛇莓、莪术、石见穿、生牡蛎、浙贝母、山慈菇、夏枯草、猫爪草、菝葜等，并常用全蝎、壁虎、蜈蚣等虫类药攻毒散结、剔痰通络。临床在此方基础上随症加减：咳痰黏、色黄者加鱼腥草、黄芩、臭牡丹清肺热；气促胸闷较甚者加厚朴、枳壳、桔梗、桑白皮理气宽胸；咯血者去莪术加黄芩炭、侧柏叶、白及粉凉血止血；夜寐不安者加酸枣仁、合欢皮、夜交藤、茯神疏肝解郁、安神助眠；大便干结者加胡麻仁、火麻仁润肠通便；纳差者加鸡内金、炒谷麦芽、山楂开胃助食。临床研究显示，该方联合GP方案治疗非小细胞肺癌疗效显著，能改善中医证候，抑制MMP-2、STAT3、miR-23a表达，疗效显著且安全性良好。

曾教授擅于运用经方治疗肺癌咳嗽：（1）咳而少痰，声低汗出，乏力，口干，舌暗红，脉细者予以生脉散合沙参麦冬汤益气养阴、敛肺止咳。（2）咳而少痰，低热汗出，口干，不寐，舌暗红，苔少而黄，或光绛无苔，脉细数者予以百合固金汤润肺滋阴、止咳化痰。（3）咳而痰稀，纳差，便溏，少气懒言，舌暗红，形胖嫩，或有齿印，苔腻，脉濡缓者予以六君子汤健脾益气、化痰祛湿。（4）咳而短气，痰白质稀，腹胀纳差，乏力懒言，舌暗红，苔薄白，脉弱者予以参苓白术散健脾祛湿、补益肺气。（5）咳而痰稠，色黄，舌暗红，苔黄腻，脉滑数者予以清金化痰汤清肺化痰、润肺止咳。

曾教授还强调，治疗肺癌要根据咳、痰、喘、恶性胸水、脑转移、骨转移等常见并发症及放化疗、靶向、免疫治疗导致的相关症状进行随症加减治疗。如咳嗽较重，痰白质稀加紫菀、款冬花、陈皮化痰止咳；痰黄黏稠加鱼腥草、黄芩、枇杷叶、瓜蒌皮清热化痰；痰中带血加黄芩炭、白及粉、仙鹤草止血；干咳少痰，加川贝母、百部、南沙参滋阴止咳；胸闷气促较重加葶苈子、桑白皮、苏子、大枣泻肺平喘。化疗后脱发加熟地黄、何首乌、黑芝麻、桑椹滋肾固发；肾损害加黄芪、枸杞子、肾茶、积雪草、凤尾草扶正护肾。放化疗、免疫、靶向治疗后食欲不振加山楂、神曲、炒谷麦芽、鸡内金开胃消积；恶心呕吐加法半夏、竹茹、旋覆花止呕；腹痛腹泻加白芍、木香、甘草调和肝脾止痛；皮疹、皮肤瘙痒渗液加苦参、白鲜皮、地肤子、蝉蜕祛湿止痒。放化疗后贫血加阿胶、当归、熟地黄、枸杞子补血；低热加知母、银柴胡、白薇、地骨皮滋阴退热；高热加生石膏、知母、黄芩、连翘、羚羊角清热。化疗、免疫治疗后心脏损害加西洋参、麦冬、五味子滋阴。化疗、靶向治疗后肝损害加垂盆草、鸡骨草、虎杖利湿退黄、清热解毒。靶向治疗后血压升高、头晕加天麻、钩藤、杜仲、牛膝平肝息风；口腔溃疡加生地黄、生石膏、紫草、生甘草清热凉血。恶性胸水加龙葵、葶苈子、桑白皮、大枣利水。脑转移症见恶心呕吐、头痛加三虫散（全蝎、壁虎、僵蚕）及川芎、白芷活血通络。骨转移伴骨痛加透骨草、补骨脂、骨碎补、鸡血藤祛邪止痛。

医案采撷

医案1：气阴亏虚，瘀毒化热案

[资料] 患者，男，67岁。

[初诊] 2016年9月。患者于2016年8月因咳嗽咳痰前往某医院就诊。相关检查提示：右上肺小细胞癌，遂于8月22日行右上肺癌根治术、肺叶切除术。现症见：咳嗽少痰，色黄，偶有气促，手心发热，乏力，无胸闷心慌，夜寐差，易醒，纳食可，二便调，舌红，苔薄黄，脉细数。西医诊断：肺癌（术后）。中医诊断：肺积；辨证：气阴亏虚，瘀毒化热证。处方：固本消积

饮加减。方药组成：党参15g，黄芪30g，南沙参15g，女贞子15g，枸杞子10g，臭牡丹20g，夏枯草15g，鱼腥草30g，半夏10g，浙贝母15g，款冬花15g，莪术15g，壁虎6g，全蝎6g，石上柏30g，半枝莲15g，葶苈子15g，甘草5g。15剂，水煎，分早晚温服。嘱患者清淡饮食。

[二诊] 2016年10月。咳嗽较前明显减轻，痰少色白，活动后偶有气促，手心发热好转，夜寐可，二便调，续予上方加减治疗。处方：党参15g，黄芪30g，南沙参15g，女贞子15g，枸杞子10g，桑白皮15g，夏枯草15g，鱼腥草30g，半夏10g，浙贝母15g，山慈菇10g，百部10g，壁虎6g，全蝎6g，石上柏30g，半枝莲15g，葶苈子15g，甘草5g。15剂。

[三诊] 2016年11月。复查CT示：右上肺癌术后改变。咳嗽明显好转，偶有干咳，乏力明显好转，遂用原方随症加减治疗。

[随访] 患者2年间坚持中药治疗，无不适症状，如常人。肺部CT基本同前，未见复发转移。

医案2：气阴两虚，毒瘀痰结案

[资料] 患者，男，71岁。

[初诊] 2016年9月4日。主诉：右上肺肿块切除术后半个月。病理检查示：右肺上叶小细胞肺癌，患者拒绝化疗。现症见：咳嗽，咳黄黏痰，夜寐差，易醒，手心发热，精神一般，食欲好，偶有便秘，小便黄，舌暗红，舌下脉络粗大紫暗，苔薄黄，脉细。西医诊断：肺癌。中医诊断：肺积；辨证：气阴两虚，毒瘀痰结证。治法：益气养阴，止咳化痰，解毒化瘀散结。处方：固肺消积饮加减。方药组成：黄芪30g，党参15g，麦冬15g，南沙参15g，女贞子15g，枸杞子15g，黄精30g，紫菀15g，款冬花15g，法半夏10g，瓜蒌皮15g，鱼腥草30g，浙贝母15g，夏枯草15g，生牡蛎30g，重楼10g，半枝莲30g，石上柏30g，白英30g，全蝎6g，壁虎15g，莪术10g，石见穿30g，炙甘草6g。30剂，水煎，每日1剂，分早晚温服。

[二诊] 患者咳嗽较前缓解，偶尔咳嗽，少痰，睡眠有所好转，易疲劳，手足欠温，无手心发热，无便秘，舌脉大致同前。于原方去鱼腥草、瓜蒌皮，加淫羊藿10g补肾助阳，30剂后复诊。

[三诊] 患者偶咳嗽，咽痒，闻刺激性气味呛咳，无明显咳痰，精神状态较前好转，手足较前温暖，纳寐可，二便调，舌暗红，苔薄白，脉沉细。在二诊方基础上去淫羊藿，加连翘15g、蛇莓30g、木蝴蝶6g。

[随访] 此后患者长期坚持门诊中医药抗复发转移治疗，至今近5年。

蔡光先

医家风采

蔡光先（1951— ），男，主任医师，教授，研究员，博士研究生导师，全国老中医药专家学术经验继承工作指导老师，国家级名老中医，国家级有突出贡献专家，湖南省干部保健委员会核心专家，湖南省科技领军人才，湖南省名中医，湖南省优秀专家，任世界中医药学会联合会标准化建设委员会会长等，擅长中医药治疗消化系统疾病、心脑血管疾病。

验方拾贝

验方：经验方

[方药] 生黄芪、臭牡丹、白花蛇舌草、鱼腥草、灵芝、太子参、北沙参、薏苡仁、白参、法半夏、陈皮、杏仁、白术、茯苓、浙贝母、瓜蒌壳、石韦、百合、丝瓜络、苦参、威灵仙、五味子、炙甘草。

[功效] 益气养阴，清热解毒，化痰散结。

[主治] 肺癌放疗后之气阴两虚，痰热蕴毒证。

[用法] 水煎，每日1剂，分2次温服。

[方义] 此病证多因肺癌放疗后耗气伤津，肺气宣降失常，气阴亏虚所致，临床表现为咳嗽，乏力，胸部隐痛，咽痛，舌暗红，少苔，脉弦细而数等。治宜益气养阴、清热解毒、化痰散结。方中黄芪、灵芝、太子参、白参、白术、茯苓补肺健脾；半夏、浙贝母、陈皮化痰散结；臭牡丹、白花蛇舌草、鱼腥草、苦参、薏苡仁清热解毒、消肿散结；百合、杏仁润肺止咳；丝瓜络、

瓜蒌壳、威灵仙疏通肺络、宽胸止痛；北沙参生津润燥；五味子收敛肺气；石韦清肺止咳、凉血止血；炙甘草调和诸药。全方共奏益气养阴、清热解毒、化痰散结、通络止痛之功。

经验点睛

蔡老认为，肺癌的发病机制为正虚邪实，正虚不仅指正气亏虚，还包括脏腑功能减退、气血阴阳失调、机体抗病能力降低；邪实是指气滞、血瘀、痰凝、毒聚等相互交结。故治疗以扶正为主，常用黄芪、党参、灵芝、白术、茯苓等益气健脾，巴戟天、补骨脂、蛤蚧、冬虫夏草等补肾，阿胶、鸡血藤等益气补血。扶正之时亦要祛邪，但需防毒邪留恋，做到祛邪务尽，常用臭牡丹、白花蛇舌草、龙葵等清热解毒，半夏、胆南星等化痰，葶苈子、猪苓等攻逐水饮，百合、川贝母、杏仁等润肺止咳，莪术、丹参等活血祛瘀，丝瓜络、瓜蒌等理气宽胸止痛，姜半夏、竹茹等降逆止呕，北沙参、天花粉等生津润燥，仙鹤草、茜草等凉血止血，夏枯草、海藻、山慈菇等软坚散结，柴胡、香附等疏肝解郁。

蔡老将肺癌分为五种证型，注重经方的运用，讲究辨证论治。（1）气滞血瘀证：咳痰不爽，痰中带血，胸痛气急，痛处固定，唇甲紫暗，舌暗红或紫暗，有瘀斑或瘀点，脉弦细或涩。治法：活血化瘀，行气散结。处方：血府逐瘀汤（《医林改错》）或复元活血汤加减。（2）痰湿毒蕴证：咳嗽咳痰，痰多而黏或咳吐脓痰，胸闷胸痛，纳差便溏，身热尿黄，舌暗红，苔白腻或黄腻。治法：清热化痰，祛湿解毒。处方：导痰汤（《校注妇人良方》）或千金苇茎汤加减，或涤痰汤加减。（3）脾肺气虚证：咳嗽声低，气短自汗，痰多，纳呆腹胀，大便溏薄，舌淡有齿痕，苔白腻，脉沉缓。治法：补脾益肺。处方：六君子汤（《医学正传》）或补中益气汤加减。（4）肺热阴虚证：干咳无痰或痰少黏稠不易咳出，或痰中带血，或咯血，心烦口渴，潮热盗汗，颧红，舌红而干，苔薄或光剥无苔，脉细数。治法：滋阴润肺，清热化痰。处方：百合固金汤（《医方集解》）或沙参麦冬汤加减。（5）气阴两虚证：咳嗽痰少，咳声低弱，神疲乏力，气短喘促，口干喜饮，自汗或盗汗，大便干结，脉细弱或沉细。治法：益气养阴，化痰散结。处方：生脉散（《医学启源》）合沙参麦冬汤（《温病条辨》）或人参养荣汤加减。

蔡老亦指出，在治疗疾病的同时还要加强肺癌防治的科普宣教，加强对患者的心理疏导，消除恐惧心理，增强抗癌的毅力和信心。只有身心同治，才能获得佳效。

医案采撷

医案：气阴两虚，痰热蕴毒案

[资料] 患者，男，58岁。

[初诊] 2002年3月20日。患者于2002年1月末开始出现咳嗽、胸痛、发热、全身乏力等症状，继而出现声音嘶哑、咽下疼痛、困难等症状，于2002年2月16日在某医院CT检查示：左肺门及纵隔淋巴结明显肿大。病理学检查示：低分化鳞癌。因患者不适合手术治疗，又拒绝化疗，故给予放疗，但症状未见改善。现症见：消瘦病容，精神紧张，声音低沉无力，嘶哑难辨，频频咳嗽，不规则发热，全身疲惫无力，胸部隐隐作痛，咽下疼痛、困难，睡眠欠佳，饮食、二便尚调，舌暗红，光剥少苔，脉弦细而数。西医诊断：肺癌（左上肺周围型 T2N2M0 IVA 期）。中医诊断：肺积；辨证：气阴两虚，痰热蕴毒证。治法：益气养阴，清热解毒，化痰散结，通络止痛。方药组成：生黄芪50g，臭牡丹30g，白花蛇舌草30g，鱼腥草20g，灵芝20g，太子参15g，沙参15g，薏苡仁15g，白参10g，法半夏10g，陈皮10g，杏仁10g，白术10g，茯苓10g，浙贝母10g，杏仁10g，瓜蒌壳10g，石韦10g，百合10g，丝瓜络10g，苦参10g，威灵仙10g，五味子8g，炙甘草6g。

[二诊] 2002年4月22日。CT复查示：肺部病灶缩小。此时正气渐复，尚耐克伐，故臭牡丹增至60g，白花蛇舌草加增至120g，加苦参15g，同时给予冬虫夏草、蛤蚧粉吞服。

[三诊] 2002年7月23日。CT复查示：肺部病灶及纵隔淋巴结均缩小。患者无任何不适症状，能参加一般体育锻炼，精神饱满，积极乐观。继服中药治疗。

蔡 美

医家风采

蔡美（1962— ），女，主任医师，教授，硕士研究生导师，任中华中医药学会肿瘤专业委员会委员、中国医师协会中西医结合专业会肿瘤病专家委员会委员、湖南省中医药和中西医结合学会肿瘤专业委员会副主委，擅长中西医结合治疗肺癌、乳腺癌、食管癌、恶性淋巴瘤、胃肠癌、肝癌及宫颈癌、卵巢癌等，在灵活运用中医药配合西医疗法防治肿瘤术后复发转移，增强放疗、化疗及介入治疗疗效，减轻其不良反应等方面经验丰富。

验方拾贝

验方1：六君子汤合沙参麦冬汤加减

[方药] 明党参（或太子参、生晒参），黄芪，茯苓，白术，灵芝，麦冬，南沙参，女贞子，墨旱莲，枸杞子。

[功效] 健脾补肺，益气养阴。

[主治] 肺癌之气阴两虚证。

[用法] 水煎，每日1剂，分2次温服。

[方义] 肺癌患者长期吸烟，灼伤津液，阴液内耗致肺阴不足，气随阴亏，加之毒邪与痰瘀互结，日久形成肺部积块。临床以咳嗽，胸闷气短，胸痛，神疲乏力，恶心，呕吐，纳呆，尿黄，便结等为主症，治以六君子汤合沙参麦冬汤加减健脾益肺、益气养阴。方中明党参、黄芪补益正气；茯苓、白术、灵芝健脾；麦冬、南沙参、女贞子、墨旱莲、枸杞子滋阴益肺。全方

脾肺同治，气阴双补，正气得固，诸症可除。

验方2：健脾益肺饮

[方药] 党参、黄芪、茯苓、白术、陈皮、法半夏、百部、桑白皮、瓜蒌、当归、田三七、枸杞子、黄精、半枝莲、白花蛇舌草、甘草。

[功效] 健脾益肺，化痰祛瘀解毒。

[主治] 肺癌并上腔静脉综合征之肺脾气虚，瘀毒内结证。

[用法] 水煎，每日1剂，分2次温服。

[方义] 正虚、痰饮、瘀血、火毒是肺癌并上腔静脉综合征的主要病因，以正虚邪实为基本病机，正虚导致癌毒内陷，致瘀血、痰饮相互搏结。临床可见神疲乏力，面部、颈部、上肢肿胀、呼吸困难、胸闷气促、咳嗽咳痰等。治宜健脾益肺扶正、活血化瘀利水，加之放疗后损伤气阴，故还需益气养阴，采用健脾益肺饮治疗。方中党参、黄芪、茯苓、白术益气补肺、健脾利湿，肿甚者则改用茯苓皮；黄芪甘温益气；半夏、陈皮、瓜蒌理气化痰；百部润肺止咳下气；桑白皮清热泻肺、平喘消肿；当归、田三七养血活血；黄精、枸杞子益气养阴；半枝莲、白花蛇舌草清热消肿、抗癌解毒；甘草调和诸药，兼以解毒。全方共奏健脾益气、扶正抗癌、活血化瘀、解毒养阴之效。咳甚喘促加桔梗、枳壳、苏梗、僵蚕等止咳平喘；夹有血丝加仙鹤草、藕节等收敛止血；胸痛、胸壁静脉迂曲严重，加延胡索、红花、姜黄等活血止痛，或合用金铃子散行滞化瘀止痛；湿甚，面颈部肿，加薏苡仁、猪苓、泽泻、白茅根、石韦引湿热从小便出而消肿。

验方3：益肺饮

[方药] 黄芪、臭牡丹、党参、茯苓、土鳖虫、白术、土贝母、陈皮、淫羊藿、法半夏、白花蛇舌草、补骨脂、瓜蒌壳、半枝莲、甘草。

[功效] 健脾益肾，化瘀解毒。

[主治] 肺癌之肺脾肾亏虚，瘀毒内结证。

[用法] 水煎，每日1剂，分2次温服。

[方义] 肺癌患者日久肺肾虚弱，气血津液亏损，瘀毒郁结，正气更虚，

故治疗之本在于补益肺脾肾、化瘀解毒，予以益肺饮治疗。方中党参、黄芪健脾益气；淫羊藿、补骨脂温肾助阳；白花蛇舌草、半枝莲清热解毒；白术、茯苓行气利湿；陈皮、法半夏燥湿化痰；臭牡丹、土鳖虫活血逐瘀；土贝母解毒散结；甘草调和诸药。全方共奏补肺健脾益肾、化瘀解毒之功。临床研究显示，该方不仅能扶助正气，还能改善放化疗的毒副作用，保护肝肾功能，提高生活质量。

验方4：益气养阴化瘀解毒方

[方药] 白参、黄芪、北沙参、麦冬、枸杞子、女贞子、菟丝子、桃仁、莪术、僵蚕、蜈蚣、臭牡丹、石见穿、生牡蛎、法半夏、砂仁、甘草。

[功效] 益气养阴，化瘀解毒。

[主治] 肺癌并脑转移之气阴两虚，瘀毒内结证。

[用法] 水煎，每日1剂，分2次温服。菟丝子布包，生牡蛎先煎。

[方义] 肺癌脑转移阶段正气虚弱，气阴亏虚，瘀毒未尽，走窜经络，内留于脑，故针对瘀、毒、虚的病机特点，临床治以益气养阴、化瘀解毒为法，方予益气养阴化瘀解毒方治疗。方中白参补脾益肺；黄芪健脾益气；北沙参、麦冬养阴润肺；枸杞子、女贞子滋补肝肾；菟丝子益肾固精；桃仁、莪术活血化瘀；僵蚕、蜈蚣通络散结止痛；臭牡丹、石见穿解毒消肿；生牡蛎软坚散结；砂仁、法半夏理气；甘草调和诸药。全方共奏补气养阴扶正、化瘀解毒祛邪之功。

经验点睛

蔡教授认为，晚期肺癌病机以阴虚、气阴两虚为本，痰瘀热毒为标，临床治疗以益气养阴为主，辅以化痰散瘀、清热解毒之法，常以六君子汤、沙参麦冬汤联合二至丸［明党参（或太子参、生晒参）、黄芪、茯苓、白术、灵芝、麦冬、南沙参、女贞子、墨旱莲、枸杞子］加减治疗。对于肺脾气虚，兼有瘀毒内结证，则用健脾益肺饮或益肺饮治疗。临床研究显示，益肺饮能明显改善老年晚期非小细胞肺癌患者的临床症状，提高生活质量，稳定瘤体，改善血液的高凝状态，降低肿瘤负荷，且不良反应少。

毒邪内结用半枝莲、白花蛇舌草、臭牡丹、拳参、鳖甲等解毒散结；痰毒内结用土贝母、菝葜等化痰解毒；瘀毒内结用石见穿、蜈蚣、全蝎、壁虎等祛瘀解毒。

蔡教授临床治疗肺癌以上述方剂为基础方随症加减：咳嗽用浙贝母、半夏、杏仁、桔梗、矮地茶、猫爪草等化痰止咳；痰多加瓜蒌、胆南星、竹茹等祛痰；气促加厚朴、杏仁、枳壳、苏梗、僵蚕等降气平喘；胸痛加延胡索、姜黄、三七等化瘀止痛；咯血用仙鹤草、白茅根、白及、藕节等收敛止血；头晕头痛加天麻、制首乌等平肝息风；腰腿疼痛用杜仲、桑寄生、狗脊、续断、怀牛膝等补肝肾、强筋骨；寐差用夜交藤、山茱萸、茯神、酸枣仁等安神；纳呆、纳少加山楂、炒谷芽、炒麦芽、鸡内金、薏苡仁、山药等健脾，促消化；大便干结用火麻仁、熟大黄、当归、玄参等通便；便溏用山药、薏苡仁、莲子等健脾止泻；情志抑郁不畅用郁金、百合、白芍、佛手、八月札等解郁；胸水则以茯苓易茯苓皮，加冬瓜皮、泽泻、车前仁、薏苡仁、蝼蛄等利水；骨转移则用骨碎补、土鳖虫、续断等续筋接骨；头部转移用蜈蚣、全蝎、僵蚕等通经活络；淋巴结肿大用夏枯草、山慈菇、生牡蛎、浙贝母、鳖甲等软坚散结；肿瘤标志物升高或肿瘤进展，若患者体质较好则加大、加重虫类药物搜经通络，加强解毒抗癌的作用。

蔡教授强调，治疗肺癌首先要正确认识中医治疗肺癌的地位及目的，主张患者"带瘤生存"，以延长生存期、提高生活质量为目的。然后要辨析动态时机，攻守得当，动静相宜。根据患者所处的不同阶段与正邪力量来制定治疗原则，如此才能获效。

医案采撷

医案1：气阴两虚，瘀结毒蕴案

[资料] 患者，男，74岁。

[初诊] 2005年10月16日。患者于2005年4月确诊为左肺中央型肺低

分化鳞癌并纵隔淋巴结转移,病灶侵及左上肺门、主动脉弓及隆突(放、化疗后)。现症见:活动后气促明显,咳嗽,咳少量白痰,偶有心悸、胸闷、胸痛,双下肢乏力,无头晕、头痛,纳可,夜尿较多,大便正常,夜寐尚可,舌红,苔干黄,脉细。西医诊断:肺癌(左肺中央型低分化鳞癌),纵隔淋巴结转移。中医诊断:肺积;辨证:气阴两虚,瘀毒内结证。治法:益气养阴,解毒散结。处方:六君子汤合沙参麦冬汤加减。方药组成:生晒参10g,南沙参12g,百合15g,黄芪30g,桔梗10g,陈皮10g,法半夏10g,茯苓皮30g,浙贝母10g,麦冬10g,半枝莲20g,莪术10g,桑白皮15g,甘草6g,金钱草15g,菟丝子12g。15剂,水煎,每日1剂,分2次服。

[二诊]服用上方后,患者诉咳嗽、咳痰明显缓解,气促好转,纳寐可,二便调。用药有效后效不更方1个月,有方有守,以静制动。患者之后坚持门诊服用中药,治以益气养阴为主,辅以化痰散结、清热解毒,随症加减,之后未使用任何西医治疗手段,多次复查病情稳定。

[三诊]2012年6月6日复查CT示:新发现左侧肾上腺占位。结合当时患者症状及舌脉,辨证为脾虚痰湿、瘀毒内结证,主以六君子汤加减健脾化痰,同时加重解毒散结药物,起到力专而宏的效果。

[四诊]2013年7月15日复查CT示:肺内病灶、胸膜转移瘤,肾上腺占位。现患者存活至今,精神可,生活自理,病情稳定。此患者为老年肺癌患者,确诊时已属晚期,至今已存活9年余,已超出平均生存时间。

医案2:肺脾气虚,瘀毒内蕴案

[资料]患者,男,70岁。

[初诊]2017年11月24日。发现右肺中央型未分化癌T4N2M1a并纵隔、左肺门多发淋巴结转移,上腔静脉、右肺动脉受累。现症见:神疲乏力,头颈部、左上肢肿胀,胸壁静脉迂曲,时有胸闷气促,无心悸,偶有咳嗽,夹有少量血丝,偶有头晕,无头痛,口干口苦,纳可,寐可,夜尿频,大便正常,舌暗红,苔薄黄,脉弦。西医诊断:肺癌(右肺中央型未分化癌T4N2M1a),纵隔、左肺门多发淋巴结转移,上腔静脉、右肺动脉受累。中医诊断:肺积;辨证:肺脾气虚,瘀毒蕴结证。治法:健脾益气,化痰祛瘀解

毒。处方：健脾益肺饮。方药组成：党参10g，黄芪15g，茯苓10g，白术10g，陈皮10g，法半夏10g，百部10g，桑白皮15g，瓜蒌10g，当归10g，田三七5g，枸杞子10g，黄精10g，半枝莲10g，白花蛇舌草10g，甘草5g。15剂，水煎，每日1剂，分2次温服。

[二诊] 2017年12月7日。患者头颈部、左上肢肿胀减轻，胸闷气促缓解，原方改黄芪20g益气利水，加石见穿30g活血散结，化疗后患者出现咽干舌燥，加沙参10g、麦冬10g、百合15g益气养阴。15剂，水煎，每日1剂，分2次服。

[三诊] 2017年12月21日。患者咽干舌燥明显减轻，胸壁静脉迂曲范围缩小。腹部增强CT示：右肺区占位，符合肺癌征象，范围较前缩小，右肺上叶阻塞性炎症及不张、右侧胸腔积液、病灶侵犯邻近血管受累，纵隔内及右肺门区肿大淋巴结，情况较前好转，守方继续服用15剂。

熊继柏

医家风采

熊继柏（1942— ），男，主任医师，教授，博士研究生导师，国医大师，全国老中医药专家学术经验继承工作指导老师，湖南省名中医，湖南省保健委员会医疗保健核心专家，任中华中医药学会内经学分会顾问、中国中医科学院学部委员、香港浸会大学荣誉教授、上海中医药大学名誉教授、内经国际研究院顾问等，擅长中医内科、妇科、儿科，善治疑难病症、危重病症，诊治疾病精于辨证施治，理法方药熟练，临床疗效卓著。

验方拾贝

验方1：小陷胸汤、桑贝止嗽散合咳血方

[方药] 桑白皮、浙贝母、苦杏仁、桔梗、炙紫菀、百部、白前、陈皮、白花蛇舌草、矮地茶、栀子炭、海浮石、黄连、炒瓜蒌壳、诃子、青黛粉、海蛤粉、三七、白及、甘草。

[功效] 清热化痰，清肝宁肺，凉血止血。

[主治] 肺癌之肝火犯肺，痰热壅盛证。

[用法] 水煎，每日1剂，分2次温服。

[方义] 本病证多因情志抑郁，郁怒伤肝，日久化火犯肺；肝经积热，循经上逆犯肺，导致肺失清肃，痰热壅盛所致。此为肝肺同病，即木火刑金。临床表现为咳嗽、咳痰、咯血，或伴胸胁痛，急躁易怒，心烦口苦，头晕目赤，大便干结，小便短赤，舌红，苔薄黄，脉弦数等。治疗宜从清热化痰、

清肝宁肺、凉血止血之法入手，以清热化痰、宽胸散结之小陷胸汤为主方，配合桑贝止嗽散清肺化痰、肃肺止咳，咳血方清肝宁肺、凉血止血，三方合用，共达肝肺同治之目的。方中桑白皮泻肺平喘、利水消肿；浙贝母清热化痰止咳、解毒散结消痈；苦杏仁降气止咳平喘；桔梗、炙紫菀、百部、白前祛痰止咳；陈皮理气健脾、燥湿化痰；白花蛇舌草、黄连清热解毒；矮地茶化痰止咳、利湿活血；栀子炭清热泻火凉血；青黛清肝泻火；海浮石清肺化痰、解毒消肿；炒瓜蒌壳清肺化痰、利气宽胸散结；诃子敛肺降火、止咳定喘；三七解毒消肿、化瘀止血、活血定痛；白及收敛止血；甘草调和诸药。诸药合用，肝火清、肺气宁，则诸症自消。若咯血症状较轻者，可将咳血方改为黛蛤散，清肝泻肺，化痰止咳，治疗肺癌及放射性肺炎之痰热阻肺证疗效甚佳。

验方2：桑贝小陷胸汤合椒目瓜蒌汤加减

[方药] 浙贝母、茯苓、滑石、桑白皮、天花粉、白花蛇舌草、法半夏、椒目、猪苓、泽泻、车前子、杏仁、葶苈子、大枣、炒瓜蒌皮、黄连。

[功效] 清热化痰，泻肺逐饮。

[主治] 肺癌之痰热壅肺，饮停于肺证。

[用法] 水煎，每日1剂，分2次温服。

[方义] 本病证乃外邪犯肺，郁而化热；素有宿痰，日久化热；肺肾脾虚，热由内生，热与痰壅结于肺，肺失主水之功，水饮停肺所致，临床常见咳嗽、咳痰，痰黄稠量多，气喘，胸闷胸痛，或伴咯血，头晕、心慌，发热口渴，烦躁不安，大便秘结，小便短赤，舌红，苔黄腻，脉滑数等。熊老常用桑贝小陷胸汤合椒目瓜蒌汤或桑贝小陷胸汤合千金苇茎汤加减清肺化痰、宽胸散结、泻肺逐饮。方中桑白皮、浙贝母、半夏、杏仁、瓜蒌皮清肺化痰止咳；天花粉清热生津除烦；滑石、泽泻、车前子清热利湿；白花蛇舌草、黄连清热解毒；茯苓、猪苓利水渗湿；椒目、葶苈子泻肺平喘、利水消肿；大枣补中益气。另可用犀黄散清热解毒、消肿散结。诸药合用，复肺主通调水道之力，则痰消、热散、水畅，诸症缓解。若见气喘、腹胀、颈胀等症，可合用葛根姜黄散加减以祛风除滞、通经活络。

验方3：桑贝止嗽散加减

[方药] 浙贝母、桑白皮、白花蛇舌草、杏仁、桔梗、炙紫菀、百部、白前、陈皮、甘草、黄连。

[功效] 宣降肺气，止咳化痰。

[主治] 肺癌之肺气上逆证。

[用法] 水煎，每日1剂，分2次温服。

[方义] 本病证多因感受外邪或痰浊壅滞，致肺气宣发肃降失常，肺气上逆所致。临床多见咳嗽，咳痰，气喘，咯血，胸痛，舌淡红，苔黄腻，脉滑等。咳嗽为其主要症状，故采用桑贝止嗽散加减宣肺止咳化痰。方中浙贝母、桑白皮、杏仁、桔梗、炙紫菀、百部、白前祛痰止咳；陈皮理气燥湿化痰；白花蛇舌草、黄连清热解毒；甘草调和诸药。另可加犀黄散清热解毒、散结消肿。诸药合用，肺气能正常宣发肃降，诸症消散。

验方4：生脉散合桑贝小陷胸汤加减

[方药] 麦冬、浙贝母、桑白皮、白花蛇舌草、法半夏、杏仁、桔梗、西洋参、炒瓜蒌皮、五味子、黄连。

[功效] 益气养阴，清热化痰。

[主治] 肺癌之气阴两虚，痰热壅盛证。

[用法] 水煎，每日1剂，分2次温服。

[方义] 本病证乃肺癌日久，痰热炽盛，耗伤津液，损及气阴所致。临床表现为咳嗽，咳痰，气短喘促，痰中带血，或伴神疲乏力，盗汗，口干，纳差，烦热，舌红或淡，苔少，脉细等。采用生脉散合桑贝小陷胸汤加减益气养阴、清热化痰。方中西洋参、麦冬益气养阴；五味子敛肺止汗、生津止渴；浙贝母、桑白皮、法半夏、杏仁、桔梗、炒瓜蒌皮祛痰止咳；白花蛇舌草、黄连清热解毒。诸药合用，气阴得补，津液得复，诸症自除。

验方5：宣痹汤

[方药] 汉防己、杏仁、栀子、法半夏、海桐皮、秦艽、五加皮、片姜

黄、连翘、蚕沙、赤小豆、茯苓皮、白花蛇舌草、薏苡仁、滑石、煅乳香、煅没药、浙贝母。

[功效] 清热利湿，散结止痛。

[主治] 肺癌之湿热内蕴，痹阻经络证。

[用法] 水煎，每日1剂，分2次温服。

[方义] 本病证乃感受湿热之邪，或他邪郁久化热，湿热、痰瘀、火毒流注经络关节，气血痹阻而致。临床可见肢体关节肿胀疼痛，发热，烦闷，口渴等。采用宣痹汤清热除湿、散结止痛。方中防己通痹止痛；滑石、赤小豆、薏苡仁清热利湿；片姜黄、海桐皮通络止痛；秦艽、五加皮祛风除湿止痛；浙贝母、乳香、没药化痰散结、活血止痛；白花蛇舌草、连翘清热解毒；栀子清热泻火凉血；法半夏、杏仁祛痰止咳；蚕沙祛风除湿、活血通经；茯苓皮健脾渗湿消肿。诸药合用，宣上、畅中、渗下，热清、湿利、瘀祛、络通，诸症可解。临床多与四妙散、加味二妙散合用，可加强清热除湿止痛之功，颇有佳效。

验方6：苇茎汤合小陷胸汤加减

[方药] 西洋参、浙贝母、桃仁、芦根、炒瓜壳、生薏苡仁、炒冬瓜子、黄连、法半夏、白花蛇舌草。

[功效] 补益肺气，清热化痰。

[主治] 肺癌之气虚兼痰热阻肺证。

[用法] 水煎，每日1剂，分2次温服。

[方义] 本病证因久病或手术耗伤肺气，肺气亏虚，兼有痰热之邪壅阻肺气所致。临床表现为咳嗽气喘，咳痰，气短乏力等气虚之症，兼有咳黄痰，胸痛，口干，舌苔黄腻，脉滑数等痰热结聚之症。故以苇茎汤清肺化痰祛瘀，小陷胸汤清热化痰、宽胸散结。方中西洋参补益肺气，防诸药祛邪伤正；白花蛇舌草、黄连清热祛湿解毒；薏苡仁利水渗湿、解毒散结；桃仁活血祛瘀；芦根清热泻火、生津止渴；浙贝母、瓜壳、冬瓜子、法半夏祛痰止咳。诸药合用，扶正祛邪，标本兼顾，可获显效。

验方 7：小陷胸汤合桑贝止嗽散加减

[方药] 黄连、法半夏、炒瓜蒌、桑白皮、浙贝母、杏仁、栀子炭、牡丹皮、白茅根、煅乳香、煅没药、白花蛇舌草、天花粉。

[功效] 化痰止咳，清热散结。

[主治] 肺癌咳嗽之痰火蕴结证。

[用法] 水煎，每日1剂，分2次温服。

[方义] 本病证乃痰火互结，阻于气道，肺道失利，肺气上逆，伤及血络所致。临床表现为咳嗽，气喘，痰中带血，或伴头晕，口干，心烦不眠，舌红，苔黄，脉数等。采用小陷胸汤合桑贝止嗽散加减化痰止咳、清热散结。方中黄连、白花蛇舌草清火解毒；法半夏、炒瓜蒌、桑白皮、浙贝母、杏仁、栀子炭清热化痰止咳；牡丹皮清热凉血、活血化瘀；白茅根凉血止血、清热生津；煅乳香、煅没药活血止痛；天花粉清热泻火、生津止渴。另可加西黄丸（牛黄、麝香、乳香、没药）活血止痛、消肿抗癌。熊老临证运用此三方合用治疗肺癌咳嗽痰热证，效如桴鼓。

经验点睛

熊老认为，痰邪是肺癌发生发展的最主要致病因素，外邪侵袭肺脏，日久耗伤气血津液，津液凝聚成痰，血液久滞成瘀，热邪与痰浊、血瘀互结，结聚于胸中而成瘤；或因外邪侵袭肺脏，肺失宣降，通调水道功能失司，体内津液代谢失常，水聚成痰，痰浊和瘀血胶结于胸中，阻滞气机，形成瘀血，气血郁滞而成瘤。

基于此病机，熊老临床治疗肺癌以清热化痰散瘀为主要治疗原则，常用化痰止咳平喘类药、清热解毒类药、活血化瘀类药，如常以白花蛇舌草清热解毒消痈，半夏、黄连、浙贝母、炒瓜蒌等清热化痰，杏仁、陈皮、桔梗、炙紫菀、白前、百部、川贝母等宣肺化痰，煅乳香、煅没药、海蛤粉、广木香、葶苈子等化痰散瘀。常用的方剂包括：桑贝小陷胸汤、桑贝止嗽散、小陷胸汤、犀黄散、生脉散、葶苈大枣泻肺汤、贝母小陷胸汤、千金苇茎汤、椒目瓜蒌汤、六君子汤、桑贝散、玄贝止嗽散、贝夏止嗽散、咳血方、玄贝甘橘汤、黄芪龙牡散、姜黄颠倒木金散、四妙散、香砂连朴饮等。其中，止嗽散、小陷胸汤是熊老治疗肺癌使用频率最高的两首经典方剂。

熊老在临床中常根据肺癌患者具体病情灵活加减。热象明显，热毒滋生者加白花蛇舌草、连翘、夏枯草等清热解毒；合并胸水，饮停胸胁者合椒目瓜蒌汤、葶苈大枣泻肺汤泻肺逐饮；肝郁气滞血瘀之胸背疼痛、胁痛者合金铃子散、颠倒散疏肝活血止痛；自汗，气虚明显者合黄芪龙牡散益气止汗；头晕者合天麻止痉散祛风通络；声音嘶哑者加玄参、浙贝母滋阴清热；鼻塞涕多者合苍耳子散疏风通窍；湿热之腰痛者合四妙散清热利湿；腹胀明显者加厚朴下气除胀；肺癌术后、放化疗后者加灵芝孢子粉益气扶正，提高患者免疫力；癌肿较大者加鳖甲、牡蛎等软坚散结。熊老诊治肺癌强调主症与病机结合，需辨机选方，再寻兼症，依症加减，治疗肺癌经验丰富，临床疗效卓著。

医案采撷

医案1：肝火犯肺，痰热壅盛案

[资料] 患者，男，50岁。

[初诊] 2018年9月19日。患者咳嗽甚，痰黄，咯血，胸胁胀痛，大便可，纳可，舌红，苔黄腻，脉弦滑数。西医诊断：肺癌（右肺中央型肺癌），肝转移。中医诊断：肺积，辨证：肝火犯肺，痰热壅盛证。治法：清热化痰，清肝宁肺，凉血止血。处方：小陷胸汤、桑贝止嗽散合咳血方。方药组成：桑白皮15g，浙贝母30g，苦杏仁10g，桔梗10g，炙紫菀10g，百部15g，白前10g，陈皮10g，白花蛇舌草15g，矮地茶10g，栀子炭6g，海浮石10g，黄连5g，炒瓜蒌壳6g，诃子10g，青黛粉10g，海蛤粉10g，三七10g，白及10g，甘草6g。30剂，每日1剂，水煎，分2次温服。

[二诊] 2018年10月24日。服药后咳嗽、咯血显减，痰黄减少，苔黄腻，脉滑，仍考虑为肝火犯肺、痰热壅盛证。治以清热化痰、清肝宁肺、凉

血止血之法,于初诊方去咳血方,合黛蛤散。30剂,每日1剂,水煎,分2次温服。

[随访] 患者告知病情明显好转。

医案2:痰热壅肺,饮停于肺案

[资料] 患者,男,62岁。

[初诊] 2018年9月7日。患者右肺腺癌Ⅳ期,右侧胸腔积液,心慌,胸闷,头晕,舌苔薄黄腻,脉滑数。西医诊断:肺癌。中医诊断:肺积;辨证:痰热壅肺,饮停于肺证。治法:清热化痰,泻肺逐饮。处方:桑贝小陷胸汤、椒目瓜蒌汤加减。方药组成:浙贝母30g,茯苓30g,滑石20g,桑白皮15g,天花粉15g,白花蛇舌草15g,法半夏10g,椒目10g,猪苓10g,泽泻10g,车前子10g,杏仁10g,葶苈子10g,大枣6g,炒瓜蒌皮6g,黄连5g。30剂,每日1剂,水煎,分2次温服。另加犀黄散24g,分30天冲服。

[二诊] 2018年10月12日。患者服药后心慌、胸闷、头晕好转,气喘,腹胀,颈胀,舌苔薄黄腻,脉滑略数。处方:桑贝小陷胸汤、椒目瓜蒌汤、葛根姜黄散加减。方药组成:浙贝母30g,葛根30g,茯苓30g,滑石20g,桑白皮15g,片姜黄15g,威灵仙15g,白花蛇舌草15g,厚朴15g,炒莱菔子15g,法半夏10g,猪苓10g,泽泻10g,椒目10g,车前子10g,炒瓜蒌皮6g,黄连5g。20剂。服法同上。另加犀黄散20g,分30天冲服。

[三诊] 2018年11月16日。患者胸闷气喘、腹胀好转,无咳嗽,舌苔薄黄,脉滑。处方:桑贝散、椒目瓜蒌汤加减。方药组成:浙贝母30g,茯苓30g,滑石20g,白花蛇舌草15g,桑白皮15g,天花粉15g,麦冬15g,猪苓10g,泽泻10g,杏仁10g,车前子10g,葶苈子10g,大枣6g,甘草6g。40剂。服法同上。另加犀黄散24g,分30天冲服。

[随访] 此后患者一直于门诊就诊,2年后随访,患者病情平稳。

医案3:肺气上逆案

[资料] 患者,男,45岁。

[初诊] 2018年7月15日。患者肺腺癌,左下肺癌,双肺多发转移瘤,

左肺门及纵隔内多发淋巴结,肝左外叶小囊肿。现症见:咳嗽,气短,咳痰,痰中带血,精神可,舌苔薄白,脉滑。现服靶向药物治疗。西医诊断:肺癌。中医诊断:肺积;辨证:肺气上逆证。治法:宣降肺气,止咳化痰。处方:桑贝止嗽散加减。方药组成:浙贝母30g,桑白皮15g,白花蛇舌草15g,杏仁10g,桔梗10g,炙紫菀10g,百部10g,白前10g,陈皮10g,甘草6g,黄连3g。20剂,每日1剂,水煎,分2次温服。另加犀黄散8g,分20天冲服。

[二诊] 2018年8月3日。患者服前方后咳嗽减轻,咯血止,转氨酶略高,大便溏,舌边紫,苔薄黄,脉弦滑。效不更方,续前方30剂,每日1剂,水煎,分2次温服。另加犀黄散24g,分30天冲服。

[三诊] 2018年9月2日。患者服药后咳嗽、气喘、胸痛、咯血显著减轻,舌苔薄白,脉滑。仍以桑贝止嗽散加减。方药组成:浙贝母30g,桑白皮15g,白花蛇舌草15g,三七片15g,杏仁10g,桔梗10g,炙紫菀10g,百部10g,白前10g,陈皮10g,栀子炭8g,甘草6g。40剂,每日1剂,水煎,分2次温服。另加犀黄散32g,分40天冲服。

[随访] 此后1年患者一直于门诊就诊,病情平稳。

医案4:痰热壅肺,气滞血瘀案

[资料] 患者,男,63岁。

[初诊] 2018年6月22日。患者肺癌化疗后咳嗽痰多,颈胀手麻,舌苔薄黄,脉滑数。西医诊断:肺癌。中医诊断:肺积;辨证:痰热壅肺,气滞血瘀证。治法:清热化痰,行气活血。处方:葛根姜黄散、桑贝小陷胸汤、葶苈大枣泻肺汤加减。方药组成:浙贝母30g,葛根30g,片姜黄15g,威灵仙15g,桑白皮15g,白花蛇舌草15g,法半夏10g,葶苈子10g,大枣6g,黄连3g。20剂,每日1剂,水煎,分2次温服。

[二诊] 2018年8月10日。患者服用前方后仍咳嗽,失眠,胸闷,舌苔薄白,脉细滑数。辨证:气阴两虚,痰热壅盛证。治法:益气养阴,清热化痰。处方:生脉散合桑贝小陷胸汤加减。方药组成:麦冬30g,浙贝母30g,桑白皮15g,白花蛇舌草15g,法半夏10g,杏仁10g,桔梗10g,西洋参8g,炒瓜蒌皮6g,五味子6g,黄连5g。20剂,每日1剂,水煎,分2次温服。

[三诊] 2018年9月26日。患者服用前方后咳嗽好转，仍失眠，听力下降，咳痰不利，白痰，舌苔黄腻，脉滑。处方：生脉散合黄连贝母温胆汤加减。方药组成：炒酸枣仁30g，龙齿30g，麦冬20g，茯苓15g，白花蛇舌草15g，陈皮10g，法半夏10g，枳实10g，竹茹10g，川贝母8g，党参8g，甘草6g，五味子6g，黄连5g。20剂，每日1剂，水煎，分2次温服。

[四诊] 2018年11月14日。患者服用前方后咳嗽好转，喉中痰多，动则气短，兼失眠，胃中畏寒，舌苔薄黄，脉细滑数。效不更方，续用生脉散合黄连贝母温胆汤加减20剂，巩固疗效。服药后患者咳嗽、气喘明显减轻。

医案5：湿热内蕴，痹阻经络案

[资料] 患者，男，53岁。

[初诊] 2018年9月7日。患者肺部占位，现症见：发热恶寒，全身肢节疼痛，双腿右手臂肿胀，全身有结节，右侧腹部表皮肿块异常疼痛，面色淡黄，舌苔黄腻，脉滑数。西医诊断：肺癌。中医诊断：肺积；辨证：湿热内蕴，痹阻经络证。治法：清利湿热，散结止痛。处方：加味宣痹汤。方药组成：汉防己8g，杏仁10g，栀子10g，法半夏10g，海桐皮10g，秦艽10g，五加皮10g，片姜黄15g，连翘15g，蚕沙15g，赤小豆15g，茯苓皮15g，白花蛇舌草15g，薏苡仁20g，滑石20g，煅乳香6g，煅没药6g，浙贝母30g。30剂，每日1剂，水煎，分2次温服。

[二诊] 2018年10月10日。病史如前，发热恶寒已止，肢节疼痛显减，双腿肿胀消退，全身结节及右侧腹部表皮肿块缩小，面色淡黄，舌苔黄腻，脉滑略数。效不更方，续宣痹汤加味治疗2个月余，全身结节消退。

医案6：痰热阻肺，肺气失宣案

[资料] 患者，男，68岁。

[初诊] 2018年11月7日。主诉：右肺癌术后放疗后半年余，咳嗽2个月余。患者于半年前确诊为右肺中分化鳞癌，随即行手术及放疗。近2个月患者出现咳嗽、咳痰、胸闷不适，咳甚则痰中带血。采用抗感染、止血治疗1个月余而未见咳嗽止。刻下症：咳嗽，咳黄色黏痰，痰中带血，胸闷不适，

偶有胸痛，大便干，舌红，苔黄腻，脉滑数。西医诊断：肺癌，放射性肺炎。中医诊断：肺积；辨证：痰热阻肺，肺气失宣证。治法：清热化痰，宣肺止咳。处方：桑贝止嗽散、小陷胸汤合黛蛤散化裁。方药组成：桑白皮15g，浙贝母30g，苦杏仁10g，桔梗10g，炙紫菀10g，百部10g，白前10g，陈皮10g，白花蛇舌草15g，黄连5g，炒瓜壳6g，法半夏6g，青黛粉8g，海蛤粉15g，三七片15g，甘草6g，白及10g，栀子炭6g。30剂，水煎，每日1剂，每日2次。

[二诊] 2018年12月5日。患者诉服药后咳嗽明显减轻，黄痰较易咳出，痰中带血止，胸闷胸痛减轻，舌红，苔黄略厚，脉滑数。于上方去三七片、白及、栀子炭，加矮地茶10g。20剂。

[三诊] 2018年12月26日。患者咳嗽大减，偶咳少许黄痰，纳可，二便尚调。以上方继服半个月而愈。

医案7：肺气亏虚，痰热阻肺案

[资料] 患者，男，70岁。

[初诊] 2005年5月25日。患者于2004年7月因肺癌行手术治疗。刻下症：气短乏力，胸部隐痛，咳嗽，痰多色黄，舌苔黄腻，脉滑数。西医诊断：肺癌。中医诊断：肺积；辨证：肺气亏虚，痰热阻肺证。治法：补益肺气，清热化痰。处方：苇茎汤合小陷胸汤加减。方药组成：西洋参10g，浙贝母30g，桃仁10g，芦根20g，炒瓜壳10g，生薏苡仁20g，炒冬瓜子15g，黄连4g，法半夏10g，白花蛇舌草20g。10剂，水煎，每日1剂。

[二诊] 2005年6月8日。服药后上述症状显减，但口渴，舌苔薄黄腻，脉滑数。拟上方加减再进10剂。方药组成：西洋参10g，浙贝母30g，黄连3g，炒瓜壳10g，法半夏10g，天花粉15g，桃仁6g，芦根20g，薏苡仁20g，炒冬瓜子15g。10剂，水煎，每日1剂。

[三诊] 2005年6月29日。近日因感冒后觉语涩，气短，胸闷，痰多，舌苔黄腻，脉细滑而数。改涤痰汤合小陷胸汤治之。方药组成：西洋参10g，石菖蒲20g，炙远志10g，陈皮10g，法半夏10g，茯苓15g，黄连2g，炒瓜壳8g，胆南星6g，枳实10g，甘草6g，白花蛇舌草15g，天花粉15g。10剂，水

煎，每日1剂。

[四诊] 2005年7月10日。患者诉服药后，咳出大量黄痰，胸部闭塞胀满感明显减轻，呼吸较平顺。守上方再进15剂。

[随访] 1个月后，患者家人告知，患者症状明显缓解，一般日常生活能够自理。

医案8：痰火蕴结案

[资料] 患者，男，69岁。

[初诊] 2009年3月26日。患者半年前体检确诊为"肺部占位性病变"，已行多次化疗。刻下症：胸痛，咳嗽，气喘，痰中带血，近日头晕，舌中部有裂痕，苔黄腻，脉滑数。西医诊断：肺癌。中医诊断：肺积；辨证：痰火蕴结证。治法：化痰止咳，清热散结。处方：小陷胸汤合桑贝止嗽散。方药组成：黄连4g，法半夏10g，炒瓜蒌10g，野天麻20g，天花粉15g，煅乳香10g，煅没药10g，桑白皮20g，浙贝母30g，杏仁10g，桔梗10g，紫菀10g，百部10g，白前10g，陈皮10g，甘草6g，矮地茶10g。30剂，水煎，每日1剂。另用麝香、西牛黄各6g，分30天冲服。

[二诊] 2009年4月22日。患者诉服初诊方后胸痛、咳嗽、气喘、头晕均明显减轻，但痰中仍带血。舌苔黄腻，脉滑数有力。仍拟小陷胸汤、桑贝散合西黄丸加白茅根、栀子、牡丹皮，再进40剂。方药组成：黄连5g，法半夏10g，炒瓜蒌10g，桑白皮30g，浙贝母30g，杏仁10g，栀子炭10g，牡丹皮10g，白茅根15g，煅乳香8g，煅没药8g，白花蛇舌草20g，天花粉15g。另用西牛黄12g、麝香8g，分40天冲服。

[三诊] 2009年6月20日。患者诉服二诊方后胸痛、气喘已止，咳嗽大减，痰中已无血丝，但时有头晕，舌根部黄腻苔，脉细滑数。患者病情稳定，守前方加减再进40剂。方药组成：黄连4g，法半夏10g，炒瓜蒌10g，野天麻20g，白花蛇舌草20g，玄参15g，浙贝母30g，炙紫菀10g，百部15g，白前10g，杏仁10g，桔梗10g，陈皮10g，甘草6g，煅乳香10g，煅没药10g。另用麝香8g、西牛黄12g，分40天冲服。

黎月恒

医家风采

黎月恒(1951—),女,主任医师,教授,研究员,国家名中医,全国老中医专家学术经验继承指导老师,湖南省名中医,任世中联肿瘤学会委员、世中联肿瘤分会常务理事、全国中医肿瘤学会委员、中国抗癌协会中医肿瘤学会委员等,擅长运用中医药和中西医结合方法治疗肝癌、肺癌、消化道癌、乳腺癌、鼻咽癌、淋巴癌、妇科肿瘤等恶性肿瘤及减轻放化疗不良反应、延缓肿瘤的复发转移。

验方拾贝

验方1:犀角地黄汤加减

[方药]水牛角、生地黄、赤芍、西洋参、黄芪、桑白皮、地骨皮、牡丹皮、生大黄、仙鹤草、白茅根、鱼腥草、甘草。

[功效]益气养阴,清热凉血,化瘀止血。

[主治]肺癌之热盛伤阴证。

[用法]水煎,每日1剂,分2次温服。

[方义]本病证多因肺癌患者病程日久,热盛伤阴,肺阴亏虚,病久入血分,热迫血行,脉络受损,血从上溢所致。临床表现为面色红赤、咳嗽,咳痰,痰中夹血,或发热,夜卧不宁,大便干结,小便黄,舌红或绛,苔少,脉细数等。黎教授认为血热伤阴之候,不清其热,难宁其血,不滋其阴,难熄其火,故以清营凉血为主法,兼以养阴增液。方中水牛角代犀角凉心泻肝,

大清营血之热；生地黄清热凉血、养阴增液；赤芍、牡丹皮凉血散血，防水牛角寒凉伤脾胃；西洋参、黄芪补肺益气；桑白皮、地骨皮清肺止咳；生大黄清热泻火、凉血解毒；仙鹤草收敛止血；白茅根凉血止血；鱼腥草清热解毒、消痈排脓；甘草调和诸药。诸药合用，气阴复，瘀热清，各症自消。

验方2：肺复方、五皮饮合葶苈大枣泻肺汤加减

［方药］黄芪、党参、百合、麦冬、紫苏子、茯苓皮、陈皮、生姜皮、桑白皮、葶苈子、大枣、车前子、薏苡仁、瓜蒌、郁金、重楼、白花蛇舌草、甘草。

［功效］健脾利水，温阳化饮。

［主治］肺癌之脾肾阳虚，水湿内停证。

［用法］水煎，每日1剂，分2次温服。

［方义］本病证因脾肾阳气虚弱，气化无力，不能推动水液运行，致水湿内停，阻遏气机所致。临床表现为咳嗽，咳痰，胸闷，气促，头面部浮肿，或伴有胸水，舌淡红，苔薄白，脉细等。治疗关键在脾，脾健则水行，以健脾化湿为本，兼宣肺利水消肿，方用肺复方、五皮饮合葶苈大枣泻肺汤加减治疗。方中茯苓皮淡渗利湿、健脾和中；陈皮理气化湿健脾；桑白皮泻肺行水；生姜皮通行全身而散水气；葶苈子、大枣泻肺消水逐痰；车前子、薏苡仁利水渗湿；党参、黄芪补肺益气；百合润肺止咳、宁心安神；麦冬润肺养阴、清心除烦；紫苏降气消痰、止咳平喘；重楼、白花蛇舌草清热解毒抗癌；瓜蒌宽胸散结；郁金行气解郁止痛；甘草调和诸药。诸药合用，脾健水利，阳温饮化，水肿自消。

验方3：瓜蒌薤白半夏汤合二陈汤加减

［方药］瓜蒌、薤白、茯苓、白术、陈皮、法半夏、黄芪、党参、香附、郁金、薏苡仁、鸡内金、重楼、白花蛇舌草、甘草。

［功效］燥湿化痰，理气宣肺。

［主治］肺癌之痰湿蕴肺证。

［用法］水煎，每日1剂，分2次温服。

[方义] 本病证多因脾气虚弱，化生痰湿，阻塞于肺，肺气失宣，久之结成积聚而成。临床表现为咳嗽、咳痰，伴有胸闷胸痛，气促，肢体困重乏力，倦怠，精神、食纳欠佳，舌暗，苔白腻，胁沉弦等。治疗以祛湿化痰为主，方用瓜蒌薤白半夏汤合二陈汤加减。方中瓜蒌涤痰散结、宽胸利膈；薤白通宣胸阳、散寒化痰；二陈汤增燥湿化痰之力；白术、茯苓健脾利湿；黄芪、党参、香附、郁金益气、行气、宣气，复肺气宣降功能；重楼、白花蛇舌草解毒消瘤；薏苡仁利水渗湿；鸡内金和胃消食；甘草调和诸药。诸药合用，脾健，气畅，湿祛，毒解，则咳嗽咳痰止。

验方4：肺复方合肾气丸加减

[方药] 黄芪、党参、白术、茯苓、生地黄、百合、麦冬、桑白皮、五味子、菟丝子、淫羊藿、法半夏、杏仁、山楂、白花蛇舌草、半枝莲、仙鹤草。

[功效] 温补脾肾，益气补肺。

[主治] 肺癌之脾肾阳虚，肺气不足证。

[用法] 水煎，每日1剂，分2次温服。

[方义] 肺癌患者因各种治疗方法致脾肾亏虚，加之先天禀赋不足或年老素体虚衰，正气渐伤，邪毒愈积。临床表现为咳嗽，咳痰，气促，纳差，肢冷，便溏，尿频，舌紫暗，苔剥，脉弱等。正虚之本在肾，补虚不补肾非其治。故治以温补脾肾、益气解毒之法，方用肺复方合肾气丸加减。方中党参、黄芪、百合、麦冬、生地黄养阴益气；白术、茯苓健脾祛湿；桑白皮泻肺利水消肿；淫羊藿、菟丝子温肾助阳；杏仁、法半夏降气止咳化痰；五味子生津敛肺止咳；仙鹤草收敛止血，兼防温阳之药温燥太过；白花蛇舌草、半枝莲解毒散结；山楂健脾消积。全方共奏温补脾肾、益气解毒之功。

经验点睛

黎教授认为，肺癌的病机以气虚阴伤为本，热毒蕴结、气滞血瘀、痰湿阻肺为标。临床辨证分型以阴虚型、阴虚兼气虚型、血瘀型、火热型四型为主，但临床上肺癌患者大多数都有伤阴，故治疗上以益气养阴、健脾益肾补肺为主法，以清热解毒为辅，尤其注重顾护脾胃功能，脾肺同调，从而达到标本兼治的目的。其临床常用肺复方（百合、熟地黄、生地黄、玄参、当归、麦冬、白芍、沙参、桑白皮、黄芩、臭牡丹、重楼、白花蛇舌草等），并随症加减治疗：气短乏力加黄芪、党参补气；胸痛、舌紫暗有瘀斑加红花、桃仁、川芎活血祛瘀；咳嗽痰多加川贝母、半夏、胆南星、苦杏仁、桑白皮、紫菀、款冬花等止咳化痰；痰血或咯血加蒲黄炭、藕节炭、仙鹤草止血；低热加银柴胡、地骨皮、牡丹皮退热，高热加石膏、青蒿清热；口干加玉竹、芦根、石斛等滋阴生津润燥；食欲不振加鸡内金、麦芽等消食化积；便秘加莱菔子、大黄、枳实、苦杏仁等通便；心神不宁加酸枣仁、栀仁、柏子仁、百合、灵芝等养心安神；胸腹痛加川芎、三七、延胡索、郁金、乌药、赤芍等活血止痛；热毒甚加白花蛇舌草、鱼腥草、重楼等清热解毒；胸水或心包积液加苏子、葶苈子、莱菔子、陈皮、芫花等泻肺逐水、下气平喘；脑转移加全蝎、僵蚕、蜈蚣、白芷、川芎、地龙等抗转移；肝转移加土鳖虫、制鳖甲等软坚散结；骨转移加鹿角胶、肉桂、补骨脂、桂枝、牛膝等温阳补肾、强筋健骨。手术后用白参（西洋参）、黄芪、茯苓、白术、当归、山茱萸等益气扶正；放化疗期间或之后用沙参、麦冬、天花粉、芦根、黄芪、党参、茯苓、白术、陈皮、法半夏、砂仁等益气养阴，缓解毒副作用，扶正抗癌。

总而言之，对于肺癌的治疗黎教授多从五个方面治疗：（1）以养阴清解法为基本法则；（2）辨证施治基础上分阶段遣方用药；（3）衷中参西，辨证与辨病相结合灵活运用；（4）重视扶正祛邪的原则；（5）重视先后天之本，善补脾固肾。其用药平和，不求速攻，渐消缓散，顾护胃气，圆机活法，不拘一方，随症加减，并注重治未病。黎教授常说："预防重于治疗。"主张未病时注重摄生，预防肿瘤的发生；已病则强调早期治疗，防止病情进展；病情缓解后需坚持巩固性用药，防止复发转移。

医案采撷

医案1：肺阴亏虚，热盛伤阴案

[资料] 患者，男，53岁。

[初诊] 2009年12月5日。患者从2007年11月起咳嗽,咳痰,痰中夹血,伴发热,体温38℃左右,经对症治疗未愈,于2008年3月7日在广州某医院做支气管镜检查:(左下肺支气管)小细胞未分化癌。随即行4个周期的化疗联合局部放疗,肺部肿块基本消失,放、化疗后服用中药进行治疗,基本达到临床治愈。2009年8月6日复查:全身骨照相发现右侧骶髂关节放射性浓聚,考虑骨转移。经中药治后病情稳定。2009年11月起咳嗽,咳痰,痰中夹血,经对症治疗无效。现症见:体质较实,面色红赤,咳嗽,痰中夹血,无发热,夜卧不宁,大便干结,小便正常,舌唇红,舌面有少量血迹留滞,脉细数。西医诊断:肺癌(小细胞未分化癌)。中医诊断:肺积;辨证:肺阴亏虚,热盛伤阴证。治法:益气养阴,清热凉血,化瘀止血。处方:犀角地黄汤加减。方药组成:水牛角(冲服)6g,生地黄20g,赤芍10g,西洋参10g,黄芪15g,桑白皮15g,地骨皮10g,牡丹皮10g,生大黄10g,仙鹤草20g,白茅根20g,鱼腥草20g,甘草5g。30剂,水煎,每日1剂。

[二诊] 2010年1月8日。患者服方5剂后痰血逐渐减少,服15剂后基本无痰血,连续服完30剂,痰血消失,紧张心绪缓解。但咳嗽,痰色白夹黄,微气促,纳可,舌红,苔薄黄,脉细数。上方去水牛角,加红花6g、莪术10g、枳壳10g、土贝母6g。

[三诊] 2010年4月6日。病情平稳,微咳嗽,已无痰血,改服肺复方加减,益气养阴、润肺散结、清热解毒。处方:西洋参10g,黄芪15g,白术10g,茯苓10g,陈皮10g,牡丹皮10g,地骨皮10g,生地黄10g,香附10g,枳壳10g,红花6g,莪术10g,土贝母6g,桔梗10g,桑白皮12g,百合10g,枸杞子10g,麦冬15g,五味子10g,半枝莲15g,重楼15g,甘草5g。水煎,每日1剂。

[四诊] 2010年8月2日。复查CT示:肺部未见明显肿块,守方治疗。

[五诊] 2011年4月5日。坚持上方治疗,复查CT示:肺部未见明显肿块,守方治疗。

[末诊] 2012年9月26日。复查CT:双肺未见明显异常密度灶。骨照相:右侧骶髂关节处病灶较前略有缩小,轻咳无痰血,偶有胸背胀闷,纳可,舌红,苔薄白,脉弦细,仍以肺复方加减治疗益气养阴、清热解毒、补肾强

筋，巩固治疗。

医案2：脾肾阳虚，水湿内停案

[资料] 患者，男，66 岁。

[初诊] 2004 年 1 月。患者于 2004 年 1 月出现咳嗽、咳痰、痰中带血，在当地医院行胸片示：右侧胸水，在当地抽出胸水约 300ml，1 月 24 日 CT 检查示：右肺门肿块，右侧胸腔积液，考虑肺癌可能性大。右锁骨上肿块穿刺：涂片中找到转移性癌细胞，大致为低分化鳞癌。2004 年 3 月 9 日至 4 月 22 日化疗 4 个周期，2004 年 7 月 18 日行原发灶放疗，放疗后气促、痰血均缓解，但近 20 天来气促加重。CT 示：右肺门肿块，右侧胸腔少量积液。现症见：咳嗽，咳白痰，气促，饮食尚可，大小便正常。头面部浮肿，颈部稍粗，双肺呼吸音清，右锁骨上可扪及 2cm×2cm 大小肿块，质软，舌淡红，苔薄白，脉细。西医诊断：肺癌。中医诊断：肺积；辨证：脾肾阳虚，水湿内停证。治法：健脾利水，温阳化饮。处方：肺复方、五皮饮合葶苈大枣泻肺汤加减。方药组成：黄芪 20g，党参 20g，百合 15g，麦冬 15g，紫苏子 10g，茯苓皮 15g，陈皮 10g，姜皮 5g，桑白皮 15g，葶苈子 15g，大枣 10 枚，车前子 15g，薏苡仁 20g，瓜蒌 15g，郁金 15g，重楼 10g，白花蛇舌草 20g，甘草 5g。水煎，每日 1 剂，分早晚温服。

[二诊] 2004 年 9 月 12 日。咳嗽减轻，气促好转，稍胸闷，无明显咳痰，饮食、睡眠可，大便调，小便量明显增多。头面部及颈部、前胸部静脉稍曲张，右锁骨上肿块 2cm×2cm。舌淡，苔薄白，脉细。效不更方。

[三诊] 2004 年 10 月 25 日。偶尔咳嗽，咳痰，活动后气促，精神、进食、睡眠可，小便多，舌淡红，苔白，脉细。头面部及颈部、前胸部静脉稍曲张。右锁骨上肿块 2cm×2cm。复查 CT 示：右肺门肿块较前无变化，右侧胸腔少量积液。于上方加肉苁蓉 12g、补骨脂 10g。

[四诊] 2005 年 5 月 9 日。咳嗽，咳痰，活动后气促，尚能平卧，精神、进食、睡眠可，大便正常，小便多，舌淡红，苔白，脉细。复查 CT 示：右肺门肿块基本稳定，右侧胸腔少量积液同前。于上方加半枝莲 20g、臭牡丹 20g，继续巩固治疗。

[随访] 患者肺癌化疗后合并上腔静脉综合征,以中药治疗得以缓解,肿瘤大小稳定。

医案3:痰湿蕴肺案

[资料] 患者,男,49岁。

[初诊] 2009年7月12日。患者于2009年4月体检发现右肺癌可能性大,右上肺小结节疑转移瘤,纵隔及双肺门多发淋巴结肿大。行右锁骨上淋巴结穿刺:涂片中找到转移性癌细胞,大致为腺癌。于2009年4月14日至5月12日行NP方案化疗2个周期,6月11~20日行DP方案化疗1个周期,7月10日复查胸部CT示:右上肺结节及双肺小结节影大致同前。现症见:偶有咳嗽,咳中等量白色稀痰,咳嗽时稍有右侧胸背隐痛,伴胸闷,稍有喘息、短气,活动后明显,肢体困重乏力,倦怠,精神、食纳欠佳,舌暗,苔白腻,脉沉弦。西医诊断:肺癌(肺腺癌)。中医诊断:肺积;辨证:痰湿蕴肺证。治法:燥湿化痰,理气宣肺。处方:瓜蒌薤白半夏汤合二陈汤加减。方药组成:瓜蒌10g,薤白10g,茯苓10g,白术10g,陈皮10g,法半夏10g,黄芪20g,党参20g,香附10g,郁金15g,薏苡仁20g,鸡内金10g,重楼20g,白花蛇舌草20g,甘草5g。水煎,每日1剂。同时联合"吉非替尼"靶向治疗。

[二诊] 2009年9月21日。服中药治疗后偶有咳嗽,咳白色稀痰,伴胸闷,活动后气促,肢体困重,倦怠,乏力,精神、食纳欠佳,舌淡红,苔白腻,脉沉弦。复查胸部CT:右上肺结节较前稍显增大;双肺炎性病变;右侧胸腔积液较前稍显增多。疾病进展,化疗及靶向治疗均不敏感,故停止靶向治疗。辨为气阴两虚,痰毒内结证。治宜益气养阴,化痰解毒之法。改肺复方加减治疗。处方:百合10g,赤芍15g,黄芪20g,党参20g,黄芩10g,川贝母10g,茯苓10g,白术10g,陈皮10g,法半夏10g,香附10g,郁金15g,薏苡仁20g,鸡内金10g,重楼10g,白花蛇舌草20g,甘草5g。水煎,每日1剂,分早晚温服。

[三诊] 2009年10月12日。咳嗽减轻,活动后气促,乏力,精神、食纳欠佳,舌淡红,苔白腻,脉沉弦。守方服用。

[四诊] 2009年12月10日。稍有咳嗽，较前减轻，无痰，稍有活动后气促，舌淡红，苔薄白，脉弦细。复查胸部CT示：右上肺结节灶较前稍显缩小，纵隔淋巴结较前缩小；双肺渗出灶及右侧胸腔积液较前基本吸收。于上方去鸡内金。之后患者定期1个月门诊复诊，调整处方。

[五诊] 2010年3月2日。间有咳嗽，无痰，无胸闷、短气、喘息、四肢不温，舌淡红，苔薄白，脉细。复查胸部CT示：右上肺结节灶较前稍显缩小；纵隔淋巴结较前缩小。守方治疗。之后患者定期3个月门诊复诊，调整处方。

[末诊] 2013年2月18日。间有咳嗽，干咳无痰，舌淡红，苔薄白，脉细。期间多次复查胸部CT：右上肺结节灶较前无变化；纵隔淋巴结大小同前。目前患者无明显咳嗽，活动后稍气促，生活质量良好，守方进行巩固治疗。

医案4：脾肾阳虚，肺气不足案

[资料] 患者，男，60岁。

[初诊] 2009年4月3日。患者于2007年10月体检查肺部CT示：右肺肿块，考虑肺癌可能性大。于2007年11月12日行肺穿术，结果显示：倾向低分化鳞癌。于2007年11月20日至2009年3月31日采用放化疗联合靶向治疗，复查CT示：对侧肺新增小结节影，考虑转移瘤。患者拒绝继续放化疗及靶向治疗。现症见：咳嗽，咳黄黏痰，少量痰血，活动后气促，胃纳欠佳，口干，肢冷，大便溏泄，夜尿2～4次，舌紫暗，苔剥，脉滑，尺脉弱。西医诊断：肺癌（右肺低分化鳞癌）。中医诊断：肺积；辨证：脾肾阳虚，肺气不足证。治法：温补脾肾，益气解毒。处方：肺复方合肾气丸加减。方药组成：黄芪20g，党参15g，白术10g，茯苓10g，生地黄15g，百合15g，麦冬15g，桑白皮15g，五味子10g，菟丝子12g，淫羊藿10g，法半夏5g，杏仁12g，山楂12g，白花蛇舌草20g，半枝莲20g，仙鹤草15g。水煎，每日1剂，分早晚温服。

[二诊] 2009年8月12日。采用上方加减调治4个月余后痰血消失，咳嗽明显好转，痰液稀薄易咳出，口不渴，动则气促稍好转，上楼仍感气急，

仍觉乏力，纳少，夜尿正常，大便时稀，舌淡，苔白腻，脉细。复查CT示：胸部病灶稳定。于上方去仙鹤草、杏仁，加炒谷芽20g、炒麦芽20g、陈皮10g、苍术10g。

[三诊] 2009年9月15日。服药1个月后大便改善，乏力好转，间或咳嗽，活动后气促，舌淡，苔白腻，脉细。守方继续服用。

[四诊] 2010年3月19日。患者定期2～3个月复诊，以上方加减治疗，纳食精神好转，体重增加。多次复查CT均显示肺部病灶稳定，守方治疗。

[末诊] 2013年6月5日。间或咳嗽，活动后气促，饮食可，大小便正常，舌淡，苔白腻，脉细。复查CT均显示肺部病灶稳定。存活5年余健在，守上方进行巩固治疗。

医案5：气阴两虚，瘀毒内结案

[资料] 患者，女，63岁。

[初诊] 患者于1997年9月因咳嗽、胸痛经CT检查发现肺内肿块，考虑肺癌。因支气管镜检查未找到癌细胞，无化疗依据，故一直服用中药治疗。现症见：咳嗽，少痰，气促，舌偏红，少苔，脉细。西医诊断：肺癌。中医诊断：肺积；辨证：气阴两虚，瘀毒内结证。治法：益气养阴，清热解毒。处方：百合15g，麦冬20g，赤芍15g，陈皮10g，法半夏10g，川贝母10g，瓜壳15g，桑白皮20g，香附10g，茯苓10g，仙鹤草15g，重楼30g，白花蛇舌草30g，甘草5g。服药后症状改善，肿块大小稳定，病情稳定。

[二诊] 1998年4月21日。患者于某医院再次行支气管镜活检，确诊为肺癌、低分化癌伴小细胞成分。1998年9月至1999年12月行化疗3次，肿块基本消失。其间一直配合服用中药治疗。予以香砂六君子汤加减健脾和胃止呕，或用脾肾方加减脾肾同补，以保证放化疗的顺利进行。之后患者拒绝继续化疗而单用中药治疗。2000年因发现心包积液，故采用肺复方合葶苈大枣泻肺汤、五皮饮加减治疗。方药组成：百合15g，赤芍15g，麦冬20g，丹参15g，葶苈子15g，大枣10枚，茯苓皮20g，姜皮5g，桑白皮20g，龙葵20g，瓜壳15g，重楼30g，白花蛇舌草30g，陈皮10g，法半夏10g，炒麦芽20g，炒谷芽20g，甘草5g。患者一直服用中药加减治疗。

[三诊] 2004年4月6日。患者无明显咳嗽、咳痰,仅活动后气促,饮食正常,体重较前增加,生活质量良好。胸部CT示:双肺未见明显肿块,心包积液少量。患者至今已存活7年余。

潘敏求

医家风采

潘敏求（1941— ），男，主任医师，教授，博士研究生导师，国医大师，国家有突出贡献专家，湖南省名中医，任世中联肿瘤专业委员会副会长、中国中西医结合肿瘤专业委员会副主委、中华中医药学会肿瘤专业委员会副主委、中国抗癌协会临床肿瘤学协作中心执行委员、中国癌症研究基金会中医肿瘤专业委员会副主委等，擅长肿瘤、肝病及内科疑难病的中医药诊治。

验方拾贝

验方1：百合固金汤加减

[方药] 百合、生地黄、熟地黄、玄参、麦冬、当归、白芍、沙参、杏仁、桑白皮、瓜蒌壳、黄芩、重楼、臭牡丹、白花蛇舌草、甘草。

[功效] 滋阴生津，润肺止咳。

[主治] 肺癌之阴虚内热证。

[用法] 水煎，每日1剂，分2次温服。

[方义] 此病证因阴液耗伤，肺失濡润，日久化生内热，加之外邪侵袭，痰热交结于内，则成肺积。临床表现为咳嗽，无痰或少痰或痰中带血，气急，口渴，心烦，失眠，潮热，盗汗，舌红或绛，少苔或光剥无苔，脉细数等。治以滋阴生津、润肺止咳为法，予百合固金汤加减。方中百合滋阴清热、润肺止咳；生地黄、熟地黄滋肾壮水，生地黄兼能凉血止血；麦冬、百合滋阴清热、润肺止咳；玄参滋阴壮水；当归、白芍养血和血；桔梗宣肺利咽、化

痰散结、载药上行；沙参、麦冬滋阴润肺；杏仁、桑白皮平喘；瓜蒌壳清热涤痰、宽胸散结；重楼、白花舌蛇草、黄芩清热解毒；臭牡丹活血散瘀、清热解毒；甘草调和诸药。全方共奏滋阴生津、润肺止咳之功。

验方2：脾肾方加减

[方药] 党参、白术、茯苓、黄芪、灵芝、枸杞子、菟丝子、女贞子、法半夏、墨旱莲、淫羊藿、甘草。

[功效] 健脾益肾，解毒散结。

[主治] 肺癌之脾肾两虚，瘀毒内结证。

[用法] 水煎，每日1剂，分2次温服。

[方义] 本病证因脾肾亏虚，气机不畅，水液运行异常，久而生痰，痰瘀毒互结于肺而成积。临床表现为咳嗽，咳痰，纳差，体虚乏力，腰膝酸软，舌淡或红，苔薄白，脉沉或弱。潘老治疗上以健脾益肾为主法，采用脾肾方加减治疗。该方以四君子汤合二至丸为基础，再加上黄芪、法半夏、枸杞子、菟丝子等药物而成。四君子汤功专益气健脾，其中党参补益脾气；茯苓、白术健脾，与党参配伍，增健脾助运之功。合用黄芪、法半夏、灵芝大补元气、健脾益胃；二至丸功擅平补肝肾之阴，与枸杞子、菟丝子相伍滋阴养血。淫羊藿补肾，可资后天。甘草调和诸药。全方以补益脾肾为主，兼顾瘀、毒、湿，标本兼顾。食少纳差者可加麦芽、谷芽消食和胃，以助气血生化之源。

验方3：肺复方合扶正抑瘤方加减

[方药] 白参、黄芪、北沙参、麦冬、山药、白术、茯苓、灵芝、枸杞子、菟丝子、女贞子、牛蒡子、瓜蒌壳、莪术、连翘、延胡索、蜈蚣、重楼、半枝莲、白花蛇舌草、甘草。

[功效] 益气养阴，解毒散结，活血化瘀。

[主治] 肺癌之气阴两虚，瘀毒内结证。

[用法] 水煎，每日1剂，分2次温服。

[方义] 本病证因痰热郁滞于肺，致使肺失宣肃，气机不畅，瘀血内结，滋生癌毒，久而伤津耗气而成。临床表现为咳嗽，咳痰，胸痛，胸闷，气促，

乏力，舌红，苔黄，脉细弱等。潘老认为肺癌总属本虚标实之证，治当以人为本，以扶正为主，固护人体气血津液，调和阴阳，故遵"补益攻伐相间而进"之理，以肺复方合扶正抑瘤方加减扶正祛邪。方中北沙参、麦冬、黄芪等清肺热、补肺气；白参、茯苓、白术、山药、甘草等健脾益气；莪术、延胡索理气活血、化瘀止痛；连翘、蜈蚣、重楼、半枝莲、白花蛇舌草等解毒散结；瓜蒌壳润肺化痰、利气宽胸；牛蒡子宣肺解毒；枸杞子、菟丝子、女贞子等益肾滋阴。全方共奏益气养阴、解毒散结、活血化瘀之效，肺、脾、肾三脏同治，攻补兼施，标本同治。

验方4：生脉散合沙参麦冬汤加减

[方药] 白参、黄芪、麦冬、五味子、北沙参、天冬、杏仁、百部、瓜蒌、桑白皮、重楼、白花蛇舌草、半枝莲、甘草。

[功效] 益气养阴，解毒清肺。

[主治] 肺癌之气阴两虚，瘀毒内结证。

[用法] 水煎，每日1剂，分2次温服。白参蒸兑。

[方义] 中老年肺癌患者，素体亏虚，气阴不足，致使肺失宣肃，气机不畅，加之感受外邪，久之瘀毒内结，滋生癌毒。临床表现为咳嗽，少痰或痰中带血，气短，神疲乏力，自汗或盗汗，口干不多饮，面白无华，舌淡红，苔薄，脉细弱等。治以益气养阴、解毒清肺为法，予生脉散合沙参麦冬汤加减。方中白参、黄芪健脾益气；麦冬、沙参、天冬养阴润肺；杏仁、百部止咳；桑白皮泻肺平喘；瓜蒌宽胸散结；重楼、半枝莲、白花蛇舌草清热解毒；甘草调和诸药。全方共奏益气养阴、解毒清肺之功。

验方5：六君子汤加减

[方药] 党参、白术、茯苓、陈皮、法半夏、黄芪、山药、薏苡仁、扁豆、神曲、补骨脂、淫羊藿、臭牡丹、白花蛇舌草、甘草。

[功效] 益气健脾、祛湿化痰。

[主治] 肺癌之脾虚痰湿证。

[用法] 水煎，每日1剂，分2次温服。

[方义] 本病证因脾气虚弱，运化无力，致水湿代谢失常，化生痰湿，久及肺脏而成积。虽病位在肺，但究其根本原因在于脾。临床表现为咳嗽痰多，胸闷气短，纳少腹胀，神疲乏力，大便溏薄，面色萎黄，舌淡胖有齿印，苔白腻，脉濡缓或濡滑等。治以健脾祛湿化痰为法，予六君子汤加减。方中党参、黄芪健脾益气；白术益气补虚、健脾燥湿；法半夏、陈皮燥湿化痰；山药健脾补肾；薏苡仁、扁豆健脾化湿；神曲健脾和胃消食；补骨脂、淫羊藿补肾助阳；白花蛇舌草清热解毒；臭牡丹消肿解毒；甘草调和诸药。全方共奏益气健脾、化痰祛湿之功。

验方6：金匮肾气丸加减

[方药] 熟地黄、山茱萸、肉桂、山药、北沙参、胡桃肉、五味子、牛膝、肉苁蓉、补骨脂、陈皮、重楼、白花蛇舌草、甘草。

[功效] 滋肾壮阳，解毒散结。

[主治] 肺癌之肾阳亏虚证。

[用法] 水煎，每日1剂，分2次温服。

[方义] 本病证由于先天不足和或后天耗损致肾阳亏虚，子病及母所致。临床表现为咳嗽气急，动则喘促，耳鸣目眩，腰酸膝软，形瘦神怠，面青肢冷，舌淡红，苔薄白，脉沉细等。治以滋肾壮阳、解毒散结为法，予金匮肾气丸加减。方中熟地黄滋阴补血；山茱萸、五味子补益肝肾；肉桂温中理气；北沙参滋阴润燥；肉苁蓉、补骨脂温补肾阳；陈皮健脾理气；山药健脾补肾；重楼、白花蛇舌草清热解毒；甘草调和诸药。全方共奏滋补肾阳、解毒散结之功。

验方7：桃红四物汤加减

[方药] 桃仁、红花、当归、赤芍、生地黄、郁金、丹参、三棱、莪术、枳实、露蜂房、瓜蒌、八月札、白花蛇舌草、石见穿、甘草。

[功效] 理气活血，软坚散结。

[主治] 肺癌之气滞血瘀证。

[用法] 水煎，每日1剂，分2次温服。

[方义] 本病证多因气血凝滞，经络不通，久而与痰热互结而成。临床表现为咳嗽不畅，血痰或咯血，气急，胸胁胀痛，痛有定处，失眠，唇暗，大便秘结，颈部及前胸壁静脉曲张，舌有瘀斑或瘀点，脉细涩或弦细等。治以理气活血、软坚散结为法，予桃红四物汤加减。方中桃仁、红花活血化瘀；当归滋阴补肝、养血；赤芍养血和营；生地黄养阴生津；郁金、丹参凉血活血；三棱、莪术破血逐瘀；枳实破气消积；露蜂房消肿止痛；八月札活血止痛；白花蛇舌草、石见穿清热解毒；甘草调和诸药。全方共奏理气活血、软坚散结之功。

验方8：扶正抗癌方

[方药] 太子参、北沙参、丹参、麦冬、五味子、川贝母、薏苡仁、鱼腥草、重楼、白花蛇舌草、甘草。

[功效] 益气养阴，解毒抗癌。

[主治] 肺癌手术后之气阴亏虚证。

[用法] 水煎，每日1剂，分2次温服。

[方义] 肺癌患者手术后气阴亏虚，瘀血内结，余毒未解，伤津耗气。治以益气养阴、化瘀解毒为法，予扶正抗癌方加减。方中太子参气阴双补；丹参活血祛瘀、清心除烦；北沙参、麦冬养阴润肺；五味子滋补肝肾；川贝母化痰止咳；薏苡仁健脾利水渗湿；鱼腥草、重楼、白花蛇舌草清热解毒；甘草调和诸药。全方共奏益气养阴、化瘀解毒之功。气促、自汗者加黄芪、白参补气；低热盗汗、口干、舌红少苔、脉细者加石斛、天花粉、制鳖甲（先煎）、地骨皮滋阴清热；咳嗽不爽、胸部闷痛、唇舌紫暗或舌见瘀点、脉弦者，增丹参剂量，加当归、赤芍、瓜蒌壳、三七粉（冲服）活血；发热胸痛，咳嗽气急，痰多黄稠，心烦口干，便秘，舌红，苔薄黄，脉细而数者加黄芩、玄参、桑白皮、瓜蒌、天竺黄清热。

验方9：金石清解方

[方药] 黄芪、参须、麦冬、石斛、金银花、连翘、重楼、山药、茯苓、生地黄、玄参、竹茹、女贞子、墨旱莲、白花蛇舌草、夏枯草。

［功效］益气养阴，清热解毒。

［主治］肺癌放疗后之气阴两虚，毒热内郁证。

［用法］水煎，每日1剂，分2次温服。

［方义］素体气阴两虚，复感外邪，入里化热，机体无力抗邪，久而滋生毒邪，化生肺积。治以益气养阴、清热解毒为法，予金石清解方加减。方中黄芪、参须补中益气；麦冬、石斛养阴生津；金银花、连翘、重楼、白花蛇舌草清热解毒；山药健脾补肾；茯苓利水消肿；竹茹清热化痰；女贞子、墨旱莲滋补肝肾；夏枯草清肝泻火、散结消肿。全方共奏益气养阴、清热解毒之功。恶心呕吐者加法半夏、砂仁止呕；白细胞下降者加锁阳、淫羊藿补肾阳。

验方10：癌复康方加减

［方药］白参、黄芪、白术、茯苓、枸杞子、女贞子、菟丝子、广木香、淫羊藿、法半夏、砂仁、墨旱莲、夏枯草、甘草。

［功效］健脾益肾，理气除湿。

［主治］肺癌化疗期及化疗后之脾肾两虚证。

［用法］水煎，每日1剂，分2次温服。白参蒸兑。

［方义］本病证因化疗损伤脾肾，致脾肾亏虚，气机不畅，水液运行障碍，化生痰湿，痰湿壅肺所致。治以健脾益肾、和胃理气为法，方予癌复康方加减。方中白参、黄芪健脾益气；白术、茯苓健脾渗湿利水；法半夏燥湿化痰；枸杞子、女贞子滋补肝肾；菟丝子补益肝肾；淫羊藿、墨旱莲温补肾阳；广木香、砂仁理气；夏枯草散结消肿；甘草调和诸药。全方共奏健脾益肾、理气除湿之功。恶心呕吐甚者，加姜竹茹、代赭石止呕；气虚多汗者，加黄芪、防风补虚固表；腹泻者，加神曲消食化积。

经验点睛

潘老认为，肺癌的主要病机为瘀、毒、虚、痰，且多有"肺气阴两虚，邪毒蕴郁"的病理变化，基于此制定了益气养阴、清热解毒的治疗法则，并拟定了肺复方。临床研究显示，肺复方（由百合、熟地黄、生地黄、玄参、当归、麦冬、白芍、沙参、桑白皮、黄芩、重楼、臭牡丹、白花蛇舌草组成）可缓解肺癌患者的临床症状，改善生活质量，稳定瘤体。其作用机制可能与抑制血管生成的正性调控因子血管内皮细胞生长因子、血管内皮细胞生长因子受体、血管生成素、碱性成纤维细胞生长因子的表达及生物轴调控磷脂酰肌醇激酶蛋白激酶通路有关。

其临床治疗肺癌常用的补益类药有枸杞子、菟丝子、女贞子、黄芪、白术、茯苓、人参等。抗癌则常用清热解毒类药，如龙葵、白花蛇舌草、半枝莲、大青叶、重楼、石见穿等；化痰消结类药，如夏枯草、山慈菇、土贝母、土茯苓、瓜蒌、胆南星、半夏、菝葜、生牡蛎等；活血化瘀类，如丹参、苏木、三棱、莪术、桃仁等；攻逐水饮类，如葶苈子、泽泻等。

潘老强调，临证治疗肺癌必须根据不同的西医治疗方法综合分析，恪守病机，舌脉参合，灵活加减。如肺癌术后术区疼痛者用延胡索、红花、赤芍、川芎、桃仁等活血化瘀止痛；低热者用银柴胡、知母、地骨皮等滋阴清热。化疗后出现乏力、恶心呕吐、纳差、腹泻、便秘、骨髓抑制等不良反应，则予以肺复方合脾肾方加减治疗。放疗后热毒蕴肺，耗气伤津，肺络受损而出现咳嗽、痰中带血、咽喉干灼疼痛，伴发热、胸背部胀痛、纳食减少等，多选用肺复方，或用金银花、紫花地丁、蒲公英、浙贝母等清热解毒；墨旱莲、枸杞子、菟丝子、女贞子等滋补肝肾；桃仁、莪术、红花等化瘀散结。对于肺阴耗伤、瘀毒壅肺之放射性肺炎者，早期以清热解毒为主，佐以益气养阴、化瘀散结，方用肺复方合麻杏石甘汤加减；后期正虚明显，以益气养阴、生津润燥为主，佐以清热解毒、化瘀散结，方用肺复方合增液汤加减；热毒壅盛营血，加当归、川芎、赤芍、丹参等活血化瘀、清热凉血。

晚期肺癌患者，多可出现转移复发，此时应结合具体的转移部位，在肺复方的基础上随症用药。如脑转移者加全蝎、僵虫、蜈蚣、红花、姜皮、菊花、川芎等搜风通络、化瘀利水；骨转移者加鹿角胶、肉桂、补骨脂、菟丝子、淫羊藿、骨碎补等温阳补肾、强筋健骨；肝转移者加制鳖甲、苏木、莪术、陈皮、鸡内金等软坚散结、健脾理气；胸腔心包积液者加苏子、葶苈子、麦冬、五味子、姜皮、芫花等泻肺逐水、下气平喘。骨转移性癌痛是肺癌晚期患者的常见并发症，临床出现为疼痛难忍、骨折、高钙血症等，严重降低了患者生活质量。潘老认为其病机为脏腑功能失调，正气亏虚，邪毒乘虚而入，瘀毒互结于骨所致。治疗上辨证论治：寒凝经脉，瘀毒内结证，予以阳和汤加减（熟地黄、鹿角胶、桂枝、白芥子、炮姜、麻黄、山慈菇、全蝎、乳香、没药、甘草）温经散寒、活血解毒；气血两虚，瘀毒内结证，予以八珍汤加减（白参、白术、茯苓、陈皮、当归、赤芍、川芎、山慈菇、蜈蚣、全蝎、白花蛇舌草、半枝莲、甘草）益气养血、活血解毒。除了中药内服治疗外，常配合中药外敷、西医治疗方法，往往可获佳效。

综上所述，潘老治疗肺癌的经验可以概括为以下六个方面：（1）肺脾同治，培土生金；（2）肺肾同补，金水相生；（3）重视其他脏腑；（4）注重舌象、脉象；（5）分阶段论治；（6）配合手术、放化疗等西医疗法。只有综合治疗，才能缓解肺癌患者的临床症状、提高生活质量、延长生存期。

医案采撷

医案1：气阴两虚，邪毒蕴结案

［资料］患者，女，34岁。

［初诊］1983年8月26日。患者于1983年7月14日检查胸片发现左肺门肿块，1983年8月18日行剖胸探查术，术中见左上肺近肺门区5cm×4cm×3cm肿块，主动脉弓下见肿大淋巴结呈串珠排列，蚕至枣大小不等，质地较硬。活检病理示：低分化鳞癌。现症见：气促，轻微咳嗽，痰少，色黄，恶心干呕，纳食少，体虚乏力，伴胸背胀痛，腰部疼痛，舌红，苔薄白，脉细弱。西医诊断：肺癌（左肺门低分化鳞癌）。中医诊断：肺积；辨证：气阴两虚，邪毒蕴结证。治法：补气养阴，解毒散结。处方：肺复方加减。方药组成：太子参15g，黄芪20g，百合15g，麦冬15g，白芍10g，生地黄10g，茯苓10g，陈皮10g，法半夏10g，鸡内金10g，桑白皮15g，黄芩10g，臭牡丹20g，白花蛇舌草20g，半枝莲20g，甘草5g。水煎，每日1剂，分早晚温服。

[二诊] 1983年12月8日。服上方3个月余，诸症好转，仍体虚乏力，微气促，伴左胸背胀痛，舌红，苔薄白，脉细弱。于上方加白参10g、苏木10g、五味子10g。

[三诊] 1984年7月31日。胸部X线复查：左肺部肿块大小基本同前，守方治疗。

[四诊] 1985年2月9日。仅左胸胀痛不适，于上方加莪术5g、桃仁10g。

[五诊] 1985年10月21日。胸部X线示：左肺肿块略有缩小，无胸痛等症状，已恢复上班，仍坚持中药治疗。

[六诊] 1989年9月30日。胸部X线示：左肺肿块大小稳定。肝、脾、肾、腹腔、腹膜后均未转移。患者体健正常上班，每年复查肺部肿块稳定，2000年后停止中药治疗。

[随访] 2010年8月。患者健在，经中药肺复方治疗带瘤生存27年。

医案2：脾肾两虚，瘀毒内结案

[资料] 患者，男，63岁。

[初诊] 2009年9月23日。患者于2009年6月底体检发现左肺癌，2009年7月1日支气管纤维镜检：（左肺）中低分化鳞癌，不能手术，患者已化疗3个周期，准备第4个周期化疗。现症见：干咳，恶心欲呕，纳差，舌紫，苔薄黄，脉弦。西医诊断：肺癌（左肺中低分化鳞癌）。中医诊断：肺积；辨证：脾肾两虚，瘀毒内结证。治法：健脾和胃，补肾益精，佐以清热解毒。处方：脾肾方加减。方药组成：党参15g，白术10g，茯苓10g，黄芪15g，灵芝10g，枸杞子10g，菟丝子10g，女贞子10g，麦芽15g，谷芽15g，法半夏9g，竹茹10g，淫羊藿10g，白花蛇舌草15g，甘草5g。水煎，每日1剂，分早晚温服。

[二诊] 2009年10月21日。服上方结合化疗已4个周期，开始放疗，干咳减轻，恶心消失，口干喜饮，纳食增加，舌红，苔薄黄，脉弦。改为沙参麦冬汤、四君子汤合二至丸加减治疗。处方：北沙参15g，麦冬10g，党参15g，白术10g，茯苓10g，黄芪15g，灵芝10g，枸杞子10g，菟丝子10g，女

贞子 10g，麦芽 15g，墨旱莲 10g，夏枯草 15g，紫花地丁 15g，白花蛇舌草 15g，甘草 5g。

[三诊] 2009 年 12 月 30 日。服上方结合放疗 30 次，仍干咳无痰，纳可，寐安，舌红，苔薄黄，脉弦。改服脾肾方加减治疗，以减轻化疗毒副作用。

[四诊] 2010 年 3 月 5 日。患者放疗后再次化疗 2 个周期（2010 年 2 月中旬结束），仍干咳，舌淡红，苔薄白，脉弦。改肺复方加减，益气养阴、清热解毒、活血化痰散结。处方：白参 10g，黄芪 15g，白术 10g，茯苓 10g，灵芝 10g，枸杞子 10g，菟丝子 10g，女贞子 10g，土贝母 6g，夏枯草 15g，重楼 15g，半枝莲 15g，白花蛇舌草 15g，甘草 5g。

[末诊] 2011 年 12 月 16 日。患者每个月复诊一次，一直以肺复方加减治疗，患者无不适症状，舌稍暗红，苔薄白，脉弦。复查肺部 CT：病灶稳定未进展。继续肺复方加减治疗。

医案 3：肺气阴虚，血瘀毒结案

[资料] 患者，男，49 岁。

[初诊] 2002 年 11 月 27 日。患者于 2002 年 5 月初出现咳嗽伴胸痛，胸部 CT 示：左上叶舌段中央型肺癌。支气管纤维镜活检病理示：考虑类癌。患者拒绝手术及放化疗。现症见：咳嗽，咳少量黄色黏痰，胸痛，胸闷，气促，以活动后尤甚，乏力，盗汗，大便偏干，舌红，苔黄，脉弦。西医诊断：肺癌（左上叶舌段中央型肺癌）。中医诊断：肺积；辨证：肺气阴虚，血瘀毒结证。治法：益气养阴，解毒散结，佐以活血化瘀。处方：肺复方合扶正消瘤汤加减。方药组成：白参 10g，黄芪 15g，北沙参 15g，麦冬 10g，山药 15g，白术 10g，茯苓 10g，灵芝 10g，枸杞子 10g，菟丝子 10g，女贞子 10g，牛蒡子 10g，瓜蒌壳 15g，莪术 10g，连翘 10g，延胡索 10g，蜈蚣（去头足）2 条，重楼 15g，半枝莲 15g，白花蛇舌草 15g，甘草 5g。水煎，每日 1 剂，分早晚温服。

[二诊] 2003 年 1 月 8 日。咳嗽，咳少量黄色黏痰，夹少量血丝，胸痛、胸闷明显好转，劳累后仍气促，舌红，苔薄白，脉弦。上方去莪术、蜈蚣，加蒲黄炭 10g、三七粉 6g。

[三诊] 2003年5月28日。咳嗽，咳少量黄色黏痰夹少量血丝，胸痛胸闷，活动后气促，盗汗，舌红，苔黄，脉弦。继续上方加减治疗。

[四诊] 2003年8月6日。偶感胸闷气促，夜寐不安，盗汗，大便稀，每日3~4次，舌红，苔黄腻，脉细。于上方去连翘、延胡索，加全蝎（冲服）3g，夏枯草15g，生牡蛎15g。

[五诊] 2003年10月8日。咳嗽，咳少量白色稀痰，偶伴血丝，偶气促，纳可，舌红，苔白腻，脉弦。继续上方加减治疗。

[六诊] 2003年12月5日。咳嗽，咳少量黄白色痰，偶夹有血丝，舌暗红，苔薄白，脉细。处方：太子参15g，生黄芪15g，桔梗10g，北沙参12g，麦冬12g，蒲黄炭10g，三七粉6g，法半夏10g，百合15g，浙贝母10g，陈皮10g，灵芝10g，臭牡丹15g，白花蛇舌草15g，甘草5g。水煎，每日1剂，分早晚温服。

[末诊] 2012年10月12日。患者一直以上方加减治疗近10年。现偶有咳嗽少痰，咽部不适，舌红，苔薄白，脉弦。处方：白参10g，黄芪15g，北沙参15g，白术10g，茯苓10g，灵芝10g，枸杞子10g，菟丝子10g，女贞子10g，紫花地丁10g，夏枯草10g，莪术10g，重楼15g，半枝莲15g，白花蛇舌草15g，甘草5g。水煎，每日1剂，巩固治疗。

医案4：脾肾亏虚，瘀阻毒蕴案

[资料] 患者，女，40岁。

[初诊] 2016年8月31日。主诉：右上肺中低分化腺癌术后2个月。患者于2016年6月因体检发现右上肺肿块，于当地医院进一步完善肺部CT等相关检查，考虑右上肺肺癌。7月4日在全麻下行肺癌根治术，术后病检示：右上肺中低分化腺癌，未侵犯胸膜，支气管残端未见癌，支气管残端旁淋巴结未见癌转移。肺门、隆突下第2、4、11组淋巴结均未见癌转移。术后伤口痊愈出院。现症见：精神欠佳，神疲乏力，咳嗽，咳白色黏痰，胸闷气促，活动后加重，纳食不香，夜寐可，二便调，舌红，苔白，脉细。西医诊断：肺癌（右上肺中低分化腺癌，术后）。中医诊断：肺积；辨证：脾肾亏虚，瘀阻毒蕴证。治法：健脾补肾，软坚散结，化瘀解毒。处方：肺复方加减。方

药组成：生晒参10g，黄芪20g，白术10g，茯苓10g，灵芝10g，女贞子10g，菟丝子10g，枸杞子10g，夏枯草15g，生牡蛎（先煎）30g，蒲公英10g，紫花地丁10g，半枝莲30g，白花蛇舌草30g，莪术9g，重楼9g，土贝母6g，甘草5g。水煎，每日1剂，分早晚温服。

[二至三诊] 2016年9月至2017年12月：守方加减治疗后患者咳嗽咳痰明显缓解，胸闷气促好转，纳食改善，遂守方继服，随症用药。

[四诊] 2017年12月6日。2017年10月9日肺部、腹部及脑部CT示：未见明显复发征象。浅表淋巴结彩超（−）。2017年12月4日癌胚抗原：7.2ng/ml。刻下症：头晕，畏寒肢冷，偶咳嗽，痰色黄、量少，偶胸闷。于肺复方基础上加锁阳10g、巴戟天10g，因患者头晕明显，故加天麻10g。

[五诊] 2018年1月17日。头晕较前好转，畏寒肢冷明显改善，无明显咳嗽咳痰，无胸闷气促，纳寐可，小便有淋漓不尽感，大便调。患者畏寒肢冷明显改善，故于前方去锁阳、巴戟天，因小便淋漓，加金钱草30g。

[六诊] 2018年2月28日。患者一般情况良好，无特殊不适，舌红，苔少而干，脉细数。2018年2月26日复查CT示：右上肺肺癌术后；残余右肺内条片影减少，右下肺、胸膜下片状影基本同前。癌胚抗原（−）。患者舌脉显示阴虚之象，上方去金钱草，加北沙参10g。

[七诊] 2018年4月11日。偶咳嗽咳痰，痰量少、色白，寐欠安，易惊醒，无明显头晕，遂去天麻，偶咳嗽、咳痰加陈皮10g理气化痰，夜寐欠安加百合10g养心安神。

[八诊] 2018年8月29日。患者近日头晕明显，疲乏，胸闷气促，活动后加重，咳嗽咽痒，咳少量白痰，纳食可，寐欠佳，易醒，难入睡，二便可。2018年6月28日肺部+脑部CT示：右肺癌术后改变同前，右肺残肺少许纤维化病灶同前；头部未见明显异常。因患者头晕，前方加天麻10g、菊花10g，夜寐差加夜交藤30g。

[随访] 患者病情好转，2~4个月复诊1次，坚持中药治疗，随诊至今，生活质量良好，无明显不适症状，复查未见复发转移。

参考文献

[1] 周欢,李丽,谭雨佳,等.王云启治疗晚期 NSCLC 验案 1 则[J].湖南中医杂志,2018,34(3):98-99.

[2] 王云启,黄立中.温阳益气散结泄水法联合胸腔灌注顺铂治疗肺癌性胸水疗效观察[J].中国中医药信息杂志,2005,12(3):12-13.

[3] 王云启.肺复方治疗非小细胞肺癌 30 例临床观察[J].湖南中医杂志,2000,16(2):11-12.

[4] 杨莹婕,王小菊,胡国恒.王行宽"肺肝同治"论治肺癌经验[J].中医药临床杂志,2023,35(9):1700-1703.

[5] 刘卫东,王昊.王昊教授治疗阴虚毒热型肺癌验案举隅[J].光明中医,2021,36(11):1790-1792.

[6] 肖琨,王昊.王昊教授治疗气阴亏虚型癌性发热验案举隅[J].光明中医,2020,35(1):24-26.

[7] 王昊.中药配合化疗治疗局限期小细胞肺癌 70 例临床分析[J].健康必读杂志,2012(4):379.

[8] 刘华,伊拉吉,王少波.肺癌I号方联合伽马刀治疗Ⅲ、Ⅳ期非小细胞肺癌 30 例临床观察[J].湖南中医杂志,2015,31(2):1-4.

[9] 钟佳,刘华,王理槐,等."癌毒传舍"新认识及其在肺癌复发转移防治中的应用[J].亚太传统医药,2022,18(3):104-107.

[10] 郑润锈,孙银辉,王理槐,等.刘华从肺痿论治老年晚期肺鳞癌经验[J].湖南中医杂志,2022,38(10):63-65.

[11] 张民庆.肿瘤良方大全[M].合肥:安徽科学技术出版社,1994.

[12] 曾陈芳,颜学桔,易钊旭,等.刘炳凡治疗咳嗽经验[J].湖南中医杂志,2021,37(11):36-39.

[13] 刘炳凡.谈治疗肿瘤的点滴经验[J].黑龙江中医药,1983(3):28-30.

[14] 卜献春,刘芳.刘祖贻临证精华[M].北京:人民卫生出版社,2013.

[15] 刘应科,孙光荣.肿瘤病症辨治心悟[J].湖南中医药大学学报,2016,36(3):1-4.

[16] 翁俊雄,李彦知,杨建宇,等.孙光荣教授调气活血抑邪汤临证验案3则[J].中国中医药现代远程教育,2011,9(21):14-16.

[17] 杨建宇,李彦知,张文娟,等.中医大师孙光荣教授中和医派诊疗肿瘤学术经验点滴[J].中国中医药现代远程教育,2011,9(13):5-12.

[18] 衣珊,吴玉华.吴玉华治疗埃克替尼相关皮疹验案1则[J].湖南中医杂志,2019,35(12):71-72.

[19] 吴玉华,蒋益兰.青蒿鳖甲汤加味治疗肺癌发热20例[J].湖南中医杂志,1997(5):27-28.

[20] 傅子凤,朱元洁,冷祝强.中医药治疗肺癌化疗后骨髓抑制验案1则[J].湖南中医杂志,2022,38(5):76-77.

[21] 文砚璇,张红.张红从"瘀"论治肺癌经验撷要[J].中医药临床杂志,2022,34(10):1834-1837.

[22] 张红,王靖.血府逐瘀汤加味临床运用举隅[J].中医临床研究,2014,6(1):69-70.

[23] 张红,尹秀东,李祥.补阳还五汤加味配合头部伽马刀治疗气虚血瘀型肺癌脑转移的临床观察[J].中医药导报,2017,23(2):49-50,56.

[24] 朱纪烨,杨泽芳,张红.葶苈大枣泻肺汤加味治疗肺癌合并恶性胸腔积液临床疗效观察[J].亚太传统医药,2021,17(11):99-102.

[25] 傅俊宏,黄淋,张红.张红基于气机升降理论论治原发性支气管肺癌经验撷要[J].中医临床研究,2024,16(1):51-54.

[26] 黄民政,张志芳.张志芳治疗肺癌合并上腔静脉综合征经验[J].湖南中医杂志,2016,32(5):21-22.

[27] 唐剑兰,张志芳.自拟益气解毒方治疗放射性肺炎30例[J].江西中医药,2009,40(2):56.

[28] 邵湘宁,何清湖.欧阳锜病案精华[M].北京:人民卫生出版社,2014.

[29] 卢祥之.国医圣手欧阳锜经验良方赏析[M].北京:人民军医出版社,2014.

[30] 朱克俭.欧阳锜研究员以病为纲、病证结合诊疗经验[J].湖南中医药导报,1995(2):14-16.

[31] 唐梁粮,宁伟雄,杨闯,等.胡学军治疗肺癌经验[J].湖南中医杂志,2020,36

(5): 29-30.

[32] 宁伟雄, 唐梁粮, 杨闯, 等. 胡学军治疗肺系难治病证经验举要 [J]. 广西中医药, 2019, 42 (5): 45-46.

[33] 扶绍敏, 黄仁, 柏正平. 柏正平运用自拟肺康方治疗晚期肺癌经验 [J]. 湖南中医杂志, 2021, 37 (2): 23-25.

[34] 林婷婷, 张真, 柏正平. 柏正平从"扶正、攻毒、调体、守方"四法并用治疗晚期肺癌经验 [J]. 湖北中医杂志, 2022, 44 (11): 31-34.

[35] 尚雅仪, 柏正平. 柏正平辨治肺癌术后临证经验 [J]. 中国中医药图书情报杂志, 2023, 47 (2): 90-93.

[36] 游琼, 彭素娟. 袁长津教授痰瘀同治法治疗肺癌的临床经验 [J]. 山西中医药大学学报, 2022, 23 (6): 587-589, 593.

[37] 袁梦石, 李旭. 袁长津病案精华 [M]. 北京: 人民卫生出版社, 2016.

[38] 郑超, 徐基平. 徐基平运用中医药辅助治疗肺癌经验 [J]. 湖南中医杂志, 2019, 35 (8): 36-37.

[39] 刘思源, 徐基平, 饶群阳. 肺瘤方治疗晚期非小细胞肺癌28例疗效观察 [J]. 新中医, 2008 (4): 17-18.

[40] 张思泉, 龚辉, 戴新军, 等. 黄立中教授治疗肺癌验案赏析 [J]. 中医药导报, 2016, 22 (3): 34-35.

[41] 杨珊. 黄立中教授中医药治疗肺癌学术观点及经验总结 [D]. 长沙: 湖南中医药大学, 2019.

[42] 杨珊, 黄立中, 肖玉洁, 等. 黄立中治疗肺癌咯血经验 [J]. 湖南中医杂志, 2019, 35 (5): 22-24.

[43] 许洁, 黄立中, 苏俐丹. 黄立中教授运用伏龙肝治疗恶性肿瘤并发难治性出血验案赏析 [J]. 湖南中医药大学学报, 2019, 39 (10): 1240-1242.

[44] 彭吉勇. 黄立中教授治癌经验浅析 [J]. 中医药导报, 2010, 16 (6): 10-11.

[45] 饶群阳, 徐基平, 刘成高. 阳和汤治疗恶性肿瘤性疾病的临床研讨 [J]. 光明中医, 2012, 27 (3): 467-468.

[46] 黄向春, 曹国立. 曹国立教授辨治肺癌经验撷粹 [J]. 湖南中医药大学学报, 2021, 41 (4): 603-607.

[47] 杨婧, 王智, 舒译, 等. 从肝论治肺癌 [J]. 亚太传统医药, 2022, 18 (5): 125-128.

[48] 邓情, 曹建雄. 曹建雄治疗肺腺癌相关性失眠经验 [J]. 湖南中医杂志, 2023, 39

(2): 54-55, 88.

[49] 文玲, 杨俊, 文敏, 等. 曹建雄教授运用黄芪防风加味汤治疗肺癌合并上腔静脉阻塞综合征临床经验 [J]. 中医临床研究, 2022, 14 (31): 46-48.

[50] 付晓庆, 钟丹, 袁晶, 等. 曹建雄治疗肺癌胃咳验案1则 [J]. 湖南中医杂志, 2018, 34 (3): 100-101.

[51] 向颜星, 杨玲, 向菊花, 等. 曹建雄教授从脾胃论治肺癌经验浅析 [J]. 中医药导报, 2016, 22 (11): 35, 43.

[52] 张宁静, 蒋益兰. 蒋益兰维持治疗晚期非小细胞肺癌经验 [J]. 中医药导报, 2020, 26 (8): 97-100.

[53] 邹思, 蒋益兰, 杨晓. 蒋益兰教授治疗肺癌EGFR-TKI相关性皮疹经验拾萃 [J]. 中医药导报, 2018, 24 (6): 25-27.

[54] 王容容, 蒋益兰, 王其美. 蒋益兰治疗肺癌经验 [J]. 湖南中医杂志, 2014, 30 (3): 20-22.

[55] 何兰, 曾雯, 张宁静, 等. 基于数据挖掘探讨蒋益兰治疗原发性支气管肺癌的用药规律 [J]. 中医药导报, 2020, 26 (15): 162-165.

[56] 周坚, 王其美, 陈思勤, 等. 蒋益兰主任医师治疗肺癌经验 [J]. 湖南中医杂志, 2011, 27 (1): 30-31.

[57] 文枝, 伍卓珺, 文静, 等. 曾柏荣教授治疗肺癌的经验 [J]. 湖南中医药大学学报, 2022, 42 (11): 1797-1801.

[58] 王惠, 郭忠聪, 曾柏荣. 加味知柏地黄汤防治ⅢB期-Ⅳ期非小细胞肺癌放射性食管炎临床观察 [J]. 山西中医, 2019, 35 (12): 9-11.

[59] 孙明令, 王理槐, 曾柏荣. 小柴胡汤合止嗽散治疗肺癌肝火犯肺型咳嗽30例临床观察 [J]. 湖南中医杂志, 2014, 30 (5): 3-6.

[60] 王银山. 蔡光先教授论肺癌病因病机治则及用药特色 [J]. 中医药学, 2003, 21 (1): 27-28.

[61] 黄旭程, 蔡美. 蔡美辨治晚期肺癌经验 [J]. 湖南中医杂志, 2015, 31 (5): 19-20.

[62] 陈信, 蔡美. 蔡美治疗肺癌合并上腔静脉综合征经验 [J]. 湖南中医杂志, 2022, 38 (6): 42-43, 67.

[63] 王芳, 田莹, 蔡美. 益肺饮联合介入治疗对老年中晚期非小细胞肺癌血清D-二聚体、CEA、CRP的影响 [J]. 湖南中医杂志, 2013, 29 (10): 8-10.

[64] 蔡美, 蒋益兰, 曾普华, 等. 益气养阴化瘀解毒方治疗肺癌脑转移17例 [J]. 湖南

中医杂志, 2011, 27 (5): 50-51.

[65] 章慧, 李东芳, 梁慧, 等. 黎月恒教授运用中医药治疗肺癌经验 [J]. 湖南中医药大学学报, 2015, 35 (2): 31-33.

[66] 李东芳, 黎月恒. 黎月恒教授治疗肺癌经验 [J]. 四川中医, 2005 (6): 3-4.

[67] 李琳儒. 潘敏求主任医师治疗肺癌经验 [J]. 湖南中医杂志, 2007 (5): 23-24.

[68] 易玲, 唐蔚, 潘博, 等. 全国名中医潘敏求治疗肺癌经验 [J]. 湖南中医杂志, 2022, 38 (4): 38-41.

[69] 潘博. 潘敏求主任医师治疗肺癌经验 [J]. 湖南中医杂志, 2010, 26 (3): 44-45.

[70] 潘博, 金红. 肺复方Ⅱ号治疗中晚期非小细胞肺癌30例临床观察 [J]. 湖南中医杂志, 2000, 16 (6): 7-8.

[71] 胡茜, 潘博. 潘敏求治疗肺癌术后验案1则 [J]. 湖南中医杂志, 2020, 36 (2): 94-95.

[72] 郭麒, 喻嵘, 肖碧跃, 等. 国医大师熊继柏运用小陷胸汤合方治疗恶性肿瘤经验 [J]. 湖南中医药大学学报, 2020, 40 (3): 271-273.

[72] 陈坤飞, 周天梅. 国医大师熊继柏辨治肺癌特色 [J]. 浙江中医杂志, 2023, 58 (4): 238-240.

[73] 周天梅. 国医大师熊继柏运用宣痹汤治疗疑难病症举隅 [J]. 湖南中医药大学学报, 2019, 39 (7): 801-804.

[74] 阳国彬, 刘朝圣. 国医大师熊继柏辨治肿瘤并发症验案举隅 [J]. 湖南中医药大学学报, 2019, 39 (9): 1061-1063.

[75] 熊继柏学术思想与临证经验研究小组. 一名真正的名中医: 熊继柏临证病案实录 [M]. 北京: 中国中医药出版社, 2009.

[76] 邵湘宁, 何清湖, 李点. 熊继柏病案精华 [M]. 北京: 人民卫生出版社, 2014.

[77] 黄亮. 国医大师熊继柏诊治肺癌临床经验挖掘研究 [D]. 长沙: 湖南中医药大学, 2020.

[78] 黄国栋, 曾普华, 邓天好, 等. 曾普华治疗肺癌经验 [J]. 湖南中医杂志, 2019, 35 (5): 20-21.

[79] 刘双浩, 曾普华, 郜文辉. 曾普华基于"癌毒致病"和"方证辨证"治疗肺癌临床经验探析 [J]. 湖北中医杂志, 2021, 43 (11): 24-27.

[80] 许利纯, 刘华. 益肺消瘤方治疗中晚期肺癌38例临床观察 [J]. 中国中医急症, 2006, 15 (11): 1194-1195.

[81] 钟欢, 刘华. 补肺汤联合EGFR-TKI治疗非小细胞肺癌 [J]. 中医药临床杂志,

2020，32（4）：771-773.

[82] 堵小珍，张志芳．景天扶正抗癌方干预放射性肺炎临床观察［J］．湖南中医杂志，2013，29（3）：32-33.

[83] 肖朝霞，张志芳．百合固金汤加减配合伽玛刀治疗中晚期非小细胞肺癌24例总结［J］．湖南中医杂志，2016，32（2）：50-52.

[84] 朱克俭，欧阳锜．欧阳锜辨治恶性肿瘤学术特色［J］．中国医药学报，1993，8（6）：40-42.

[85] 马漪，曹建雄．养肺解毒汤治疗气阴两虚型非小细胞肺癌的临床研究［J］．中医药导报，2017，23（24）：31-33.

[86] 曹建雄，伍群业．扶正解毒汤对晚期肺癌化疗患者免疫功能影响的临床观察［J］．中国中医药科技，2005，12（3）：184.

[87] 曹建雄，刘华，张志芳．益肺抗癌饮配合化疗治疗中晚期肺癌30例［J］．中医药学刊，2005，12（3）：557-559.

[88] 向婷婷．中医药治疗吉非替尼相关皮疹用药特点及曹建雄教授临床经验［D］．长沙：湖南中医药大学，2023.

[89] 潘博，李东芳．潘敏求黎月恒医案精华［M］．北京：人民卫生出版社，2014.

现代湖湘名中医治疗肺癌的
方药规律研究

刘珍,刘馨怡,金禹辰,邓天好

据2021年国际癌症研究机构(IARC)统计,肺癌在2020年全球癌症发病率中位居第二,是中国发病率及病死率最高的癌种[1]。肺癌即原发性支气管肺癌,是起源于支气管黏膜、腺体或肺泡上皮的肺部恶性肿瘤[2],常伴有咳嗽、咳痰、咯血、胸痛等症状,多由吸烟、空气污染、遗传因素等引起。关于肺癌的治疗,西医主要采用手术、化学治疗、放射治疗、免疫治疗与靶向治疗等方法,疗效较好,但是存在手术无法根治、毒副作用与并发症多、患者生活质量差等问题。中医药疗法作为肺癌的临床辅助治疗方法,具有其独特的优势。中药具有清热解毒、清热除湿、软坚散结、活血祛瘀、以毒攻毒、健脾益肾、益气养阴、扶正补虚等功效,能缓解肺癌患者症状,增强免疫力,杀死肿瘤细胞,减轻放化疗不良反应;且能提高患者生活质量,延长生存期,最终达到增效减毒与带瘤生存的目的。

湖湘医学始于先秦时期,明清时期达到兴盛。在《湖湘名中医略传》中便记载了民国前的湖湘名医666人,其医学兴盛程度可见一斑[3]。《伤寒杂病论》一书更是奠定了现代临床辨证的基础。古代湖湘医家所强调的顾护脾胃、五脏同调、整体观念等医学理论深刻地影响着后世医家,其所提出的因人制宜、补气升阳、益气养阴等治则治法至今仍对现代临床有着极其重要的指导作用[4]。现代湖湘名中医通过不断总结古代湖湘医家的诊治经验,结合湖湘地区肺癌患者的发病特点,逐渐形成了具有湖湘特色的肺癌中医诊疗思路。本文通过探析现代湖湘名中医治疗肺癌的用药规律,以期为肺癌的临床治疗提供新方法。

1. 资料与方法

1.1 资料来源 通过计算机检索中国知网(CNKI)、万方数据(WAN-

FANG DATA)、维普中文科技期刊数据库（VIP）搜集现代湖湘名中医治疗肺癌的相关病案，以"肺癌""名医经验""中医中药""湖湘名医""湖湘名中医""名老中医""病案经验"等为主题词进行检索，检索时间为 2000 年 1 月 1 日至 2023 年 5 月 31 日。

1.2 纳入标准　1）符合《中华医学会肿瘤学分会肺癌临床诊疗指南（2021 版）》[5]中肺癌的西医诊断标准；2）病案完整，主诉与第一诊断一致；3）处方中药味齐全；4）患者的就诊时间、性别、年龄等一般资料齐全；5）对于多次复诊的病案，则由复诊时的疗效、处方决定是否录入。

1.3 排除标准　1）第一诊断非肺癌或缺少明确的组织病理学诊断；2）病案数据不完整，缺少一般资料；3）单用西药治疗；4）未使用口服中药而是中药注射剂、药膳、足浴方等治疗；5）经中药治疗后疗效不佳。

1.4 术语规范　1）通过 Excel 2016 软件制定药物信息采集表，对其中出现的错字、别字、遗漏等问题进行勘误，并统计出现的药物别名；2）根据《中华人民共和国药典·一部》[6]与《中华本草》[7]对中药名称进行统一规范，如"车前仁"统一为"车前子"、"仙灵脾"统一为"淫羊藿"、"白英"统一为"白毛藤"、"玄胡"统一为"延胡索"、"红枣"统一为"大枣"等；3）为了保证数据的准确性，数据的录入及规范均由 2 名研究人员独立完成后核对统一，录入完成后由第 3 方进行检验校对。

1.5 数据分析　由 2 名研究人员按照纳入与排除标准筛选处方，将符合标准的处方数据列入 Excel 2016 软件中，并对处方中的药物频次、性味归经、功效等进行统计分析。使用 IBMSPSSModeler 18.0 与 IBMSPSSStatistics 25.0 软件对药物进行关联规则分析及核心药物聚类分析。

2. 结果

2.1 检索结果　根据纳入及排除标准最终纳入处方 111 首，中药 290 味。

2.2 高频药物使用频次分析　290 味中药中，累计用药频次为 1690 次，筛选出高频中药 24 味，排前 10 位的依次是：甘草、黄芪、白花蛇舌草、法半夏、茯苓、白术、浙贝母、麦冬、桑白皮、半枝莲（见表 1）。

表1 高频药物使用频次分析（频次≥18次）

序号	药物	频数/次	频率/%	序号	药物	频数/次	频率/%
1	甘草	73	4.32	13	陈皮	28	1.66
2	黄芪	63	3.73	14	丹参	27	1.60
3	白花蛇舌草	43	2.54	15	党参	25	1.48
4	法半夏	43	2.54	16	山慈菇	21	1.24
5	茯苓	40	2.37	17	瓜蒌皮	20	1.18
6	白术	38	2.25	18	北沙参	19	1.12
7	浙贝母	35	2.07	19	臭牡丹	19	1.12
8	麦冬	31	1.83	20	枸杞子	19	1.12
9	桑白皮	30	1.78	21	灵芝	19	1.12
10	半枝莲	29	1.72	22	当归	18	1.07
11	人参	29	1.72	23	桔梗	18	1.07
12	百合	28	1.66	24	重楼	18	1.07

2.3 药物性味归经分析 290味中药中，药物四气以寒（94次，36.29%）、温（75次，28.96%）、平（62次，23.94%）为主；五味以苦（133次，32.44%）、甘（122次，29.76%）、辛（90次，21.95%）为主；归经以肝（135次，20.99%）、肺（124次，19.28%）、胃（87次，13.53%）、脾（86次，13.37%）为主（见图1～图3）。

2.4 药物功效分析 290味中药中，功效主要以活血散瘀（56次，15.05%）、行气止痛（41次，11.02%）、清热解毒（38次，10.22%）为主（见图4）。

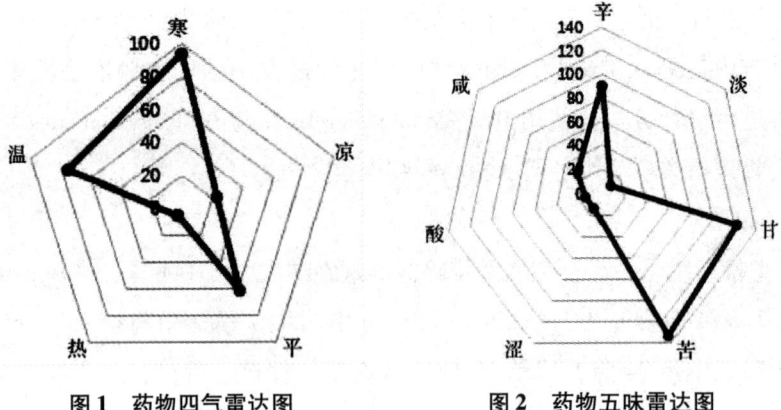

图1 药物四气雷达图　　图2 药物五味雷达图

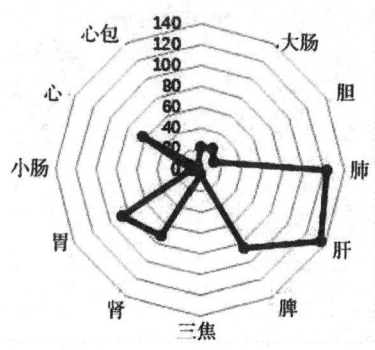

图3 药物归经雷达图

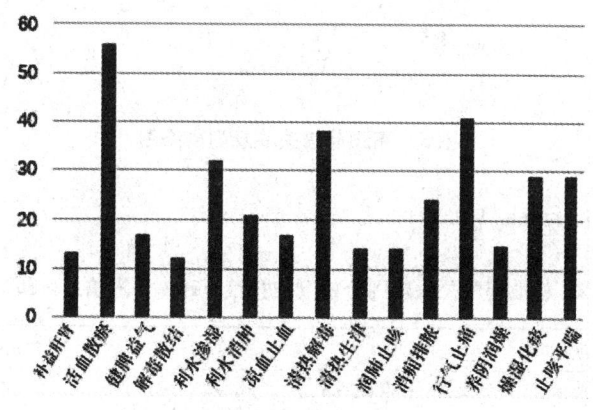

图4 药物功效分析柱状图

2.5 高频药物关联规则分析 使用IBMSPSSModeler18.0统计软件对高频药物（频次≥18次）进行关联规则分析，结果显示，关联度最高的核心药组为：甘草－黄芪（见图5）。使用Aprior建模进一步挖掘不同中药之间的配伍关系，根据设置支持度≥10%，置信度≥80%，最大前项数为2，提升度≥2等条件分析药物组合模式，得到核心药组26组，其中二联组合2组，三联组合24组（见表2）。

2.6 高频药物聚类分析 将高频药物（频次≥18次）数据录入Excel 2016软件，将中药矩阵导入IBMStatistics25.0，采用系统聚类（组间连接）方式进行聚类分析，结果得到5首聚类方。C1：法半夏、茯苓、白术、陈皮、党参、浙贝母；C2：丹参、山慈菇、甘草、黄芪、白花蛇舌草、半枝莲、人参、桑白皮；C3：枸杞子、灵芝；C4：麦冬、百合、臭牡丹、桔梗；C5：瓜蒌皮、

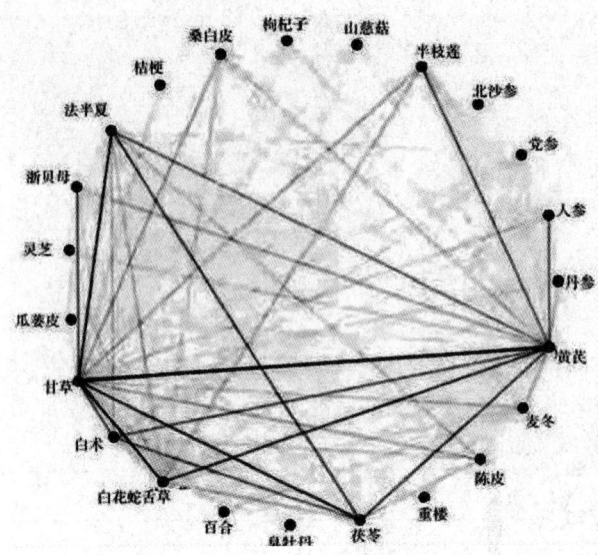

图 5 高频药物关联规则网络图

重楼、北沙参(见图6)。

表 2 核心药物关联规则分析(支持度≥10%,置信度≥80%)

序号	后项	前项	支持度/%	置信度/%
1	黄芪	半枝莲 + 白花蛇舌草	18.02	100
2	黄芪	灵芝 + 白花蛇舌草	14.41	100
3	黄芪	灵芝 + 甘草	13.51	100
4	黄芪	人参 + 半枝莲	13.51	100
5	黄芪	人参 + 白花蛇舌草	13.51	100
6	黄芪	灵芝 + 茯苓	11.71	100
7	黄芪	山慈菇 + 白花蛇舌草	11.71	100
8	黄芪	丹参 + 半枝莲	11.71	100
9	黄芪	桑白皮 + 半枝莲	11.71	100
10	甘草	桔梗 + 黄芪	10.81	100
11	黄芪	枸杞子 + 白花蛇舌草	10.81	100
12	黄芪	半枝莲 + 甘草	18.92	95.24
13	黄芪	灵芝	17.12	94.74
14	茯苓	白术 + 法半夏	17.12	94.74
15	黄芪	人参 + 甘草	16.22	94.44
16	黄芪	半枝莲	26.13	93.10
17	黄芪	枸杞子 + 甘草	12.61	92.86
18	白花蛇舌草	山慈菇 + 黄芪	12.61	92.86
19	白术	党参 + 茯苓	12.61	92.86

续表

序号	后项	前项	支持度/%	置信度/%
20	黄芪	枸杞子+茯苓	11.71	92.31
21	甘草	枸杞子+茯苓	11.71	92.31
22	甘草	灵芝+茯苓	11.71	92.31
23	茯苓	枸杞子+白花蛇舌草	10.81	91.67
24	甘草	枸杞子+白花蛇舌草	10.81	91.67
25	甘草	半枝莲+白花蛇舌草	18.02	90.00
26	黄芪	茯苓+白花蛇舌草	18.02	90.00

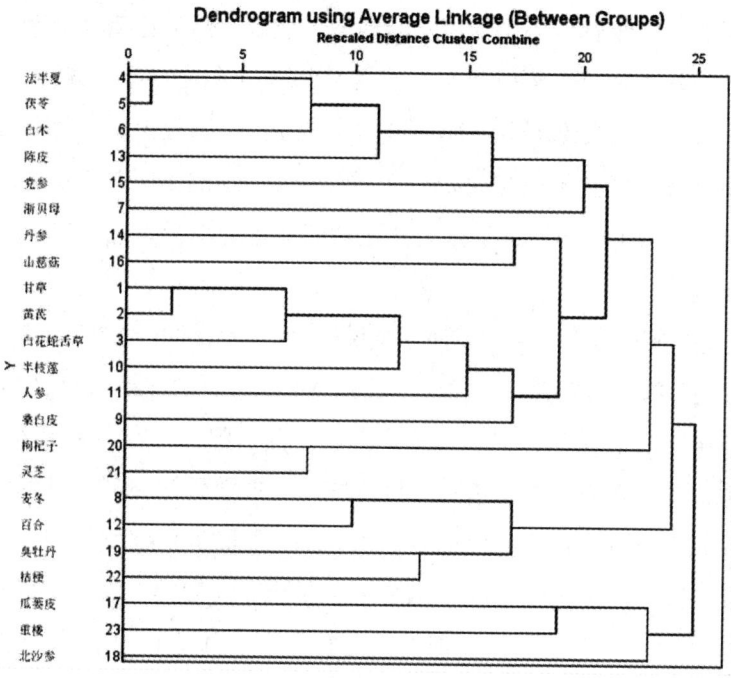

图6 高频药物聚类分析谱系图

3. 讨论

在中医古籍文献中并无关于"肺癌"的确切论述，但《难经·五十四难》中提到："肺之积，名曰息贲。在右胁下，覆大如杯。久不已，令人洒淅寒热，喘咳，发肺壅。"《济生方》中言："息贲之状，在右胁下，大如覆杯，喘息奔溢，是为肺积。"《诸病源候论·癖病诸候》曰："此由饮水聚停不散，复因饮食相搏，致使结积在于胁下，时有弦亘起，或胀痛，或喘息脉紧实者，癖结也。"故中医学将肺癌归属于"息贲""肺积""癖结"等范畴[8]。《杂病源流犀烛》中提到肺癌的病因病机为："邪积胸中，阻塞气道，气不得通，为痰，为食，为血，皆邪正相搏，邪既胜，正不得制之，遂结成形而有块。"中医学认为，由于人体正气虚损，六淫邪毒侵犯肺脏，导致肺失宣肃，气机不利，从而使得肺不布津，聚而成痰；或是肺气郁闭，导致脉络瘀阻，邪毒、气滞、血瘀、痰凝相互搏结，形成有形之邪而发生肺癌[9]。湖湘名中医蔡光先教授将肺癌的发病机制概括为正虚邪实。其认为正虚不仅是指正气亏虚，还包括脏腑功能减退，气血阴阳失调，机体免疫力降低等；而邪实是指各种致病因素导致机体脏腑阴阳气血功能障碍，引起气滞、血瘀、痰凝、毒聚等相互交结。基于此，蔡教授提出治疗肺癌以扶正为主，兼以驱邪的治疗原则[10]。国医大师熊继柏教授将肺癌分为痰热壅肺、肺气上逆、气阴两虚3个证型，治疗需理清主次，随证加减[11]。诸多现代湖湘中医名家认为，肺癌多以瘀、毒、虚为主要病机，治疗上扶正祛邪，注意固护正气，提高机体免疫力，防止复发。

3.1 药物使用频次分析 本研究结果显示，现代湖湘名中医治疗肺癌排前3位的高频药物是：甘草（73次）、黄芪（63次）、白花蛇舌草（43次）与法半夏（43次）。甘草味甘，性平，归心、肺、脾、胃经，具有益气和中、缓急止痛之效，多用于调和诸药之性。现代药理学研究发现，甘草查尔酮B可通过阻滞细胞周期，诱导细胞凋亡，从而抑制非小细胞肺癌A549的增殖[12]，故甘草具有抑瘤作用。黄芪味甘，性微温，归脾、肺经，能补一身之气，兼升阳固表止汗之效，擅于治疗气血两亏、阴虚不足之证。研究表明，黄芪甲苷能够通过两面神激酶/转录激活因子3信号通路抑制肺癌细胞A549的增殖和迁移[13]；黄芪多糖可通过调节胞内磷脂酰肌醇激酶/苏氨酸蛋白激酶/雷帕霉素靶蛋白信号通路来抑制肺癌A549细胞自噬而发挥抗癌作用[14]。白花蛇舌草味微苦，性寒，归胃、大肠、小肠经，具有清热解毒、利尿消肿之效。现代药理研究发现，白花蛇舌草能够抑制表皮生长因子受体络氨酸激酶抵抗的A549细胞增殖，促进A549细胞凋亡，诱导A549细胞G0/G1期阻滞[15]，抑制肿瘤细胞增殖，增强机体免疫力。法半夏味辛、性温，归脾、胃经，具有燥湿化痰、调理脾胃之效。现代药理学研究表明，半夏能通过调控信号通路、增强化疗药物敏感性和抗化疗耐药等方面来抑制肿瘤的发生、增殖、侵袭和转移，诱导肿瘤细胞凋亡，从而起到防治肺癌的作用[16]。现代湖湘名中医胡学军教授认为，白花蛇舌草、法半夏等抗肿瘤药多为辛热、苦寒、攻伐、有毒之品，长期使用易损正气，尤其损伤脾胃功能，加之放化疗等西医治疗措施，肺癌患者易正气亏虚，脾胃失健，故将顾护脾胃作为重要的治疗原则[17]。因此，临证在运用祛邪药抗肺癌时应配伍黄芪、甘草等固护正气之品扶正祛邪。

3.2 药物性味归经分析　本研究结果显示，现代湖湘名中医治疗肺癌的药物四气以寒、温、平为主；五味以苦、甘、辛为主；归经以肝、肺、胃、脾为主。肺癌多因邪毒、气滞、血瘀、痰凝相互搏结而成，故多采用苦寒药清热解毒，辛味药散气行气，二者相合可行气活血、消瘀散结。再辅以甘温之品补益正气、健脾化湿，防苦寒之品太过而伤正，二者结合攻补兼施，扶正抑瘤。肺癌其病位主要在肺，但肝肺两脏之间存在气血相生、金木相制、流注开合的轴系关系，即"肝肺循环轴"[18]。肺癌若是气郁毒热之证，为木火刑金所致，治以佐金平木之法；若是气虚气郁之证，则治以疏肝理肺之法[19]。国医大师潘敏求教授也多次强调肺脾同治，培土以生金。潘老认为，在肺癌的治疗上要重视五脏六腑之间的联系，以精、气、血、津液为物质基础，通过经络联络，从而达到阴阳平衡、气血畅达的目的[20]。因此，现代湖湘名中医针对肺癌的用药归经上多采用归肝经及本经的药物进行治疗，其次是归脾胃经之药用于调和脾胃、培补元气，以增强人体正气。

3.3 药物功效分析　本研究结果显示，现代湖湘名中医治疗肺癌的药物功效以活血散瘀、行气止痛、清热解毒等为主，可以看出现代湖湘医家多侧重于运用清热解毒、行气祛瘀类药物，这与肺癌瘀、毒的发病机制相契合。《诸病源候论》中指出肿瘤为气血留结所致，故应采用消散的治则。基于此，程丑夫教授提出了"局部为实，整体为虚"的理念，其认为肿瘤是因痰、瘀、毒凝聚而成的实证，可用活血散瘀之法，但肿瘤属于消耗性疾病，病程长，久病多虚，气血易亏，故在治疗中需配伍补益正气之品[21]。因此，肺癌的治疗，一方面使用行气活血化瘀类药，气行则能推动血行，使瘀血消散；另一方面，为防祛邪之品伤正，需予以健脾滋肾、益气补血等扶正药培补正气，攻补兼施，标本兼治。

3.4 药物关联规则分析 关联规则分析结果显示，现代湖湘名中医治疗肺癌的核心药组有 26 组，其中置信度为 100% 的药组有 11 组，依次为：黄芪+半枝莲+白花蛇舌草、黄芪+灵芝+白花蛇舌草、黄芪+灵芝+甘草、黄芪+人参+半枝莲、黄芪+人参+白花蛇舌草、黄芪+灵芝+茯苓、黄芪+山慈菇+白花蛇舌草、黄芪+丹参+半枝莲、黄芪+桑白皮+半枝莲、甘草+桔梗+黄芪、黄芪+枸杞子+白花蛇舌草。半枝莲味辛、苦，性寒，归肺、肝、肾经，具有清热解毒、利尿消肿之效。研究显示，半枝莲中的黄酮、多糖、二萜、卟啉等成分对多种恶性肿瘤有显著的抑制作用[22]，与黄芪、白花蛇舌草等合用可通过对细胞增殖、基因表达和血管生成等多方面的调控而发挥治疗肺癌的作用[23]。人参性温，味甘，归脾、肺经，灵芝性平，味甘，归心、肺、肝经，二者均为大补元气之品，与甘草、黄芪等补益之品合用可恢复人体正气，提高机体免疫力，与半枝莲、白花蛇舌草等解毒散结之品合用，则可促进扶正抑瘤之效。现代研究亦发现，人参皂苷 Rh2 可通过显著抑制 A549 及 H460 细胞的增殖而导致肿瘤细胞凋亡[24]，灵芝乙醇提取物亦有抑制肿瘤细胞增殖的作用[25]。山慈菇具有清热解毒、消痈散结之效，与黄芪、白花蛇舌草合用调畅气机，散结而不伤正。茯苓、白术燥湿健脾，法半夏燥湿化痰、降逆止呕，三药合用健脾益气、燥湿化痰。现代湖湘名中医蔡美教授认为，肺癌一方面是由于津液输布不利，聚湿生痰，痰瘀内结，阻滞经脉所致；另一方面是因气虚致血行无力，血运不畅，阻滞脏腑经络成瘀，瘀毒内结而成。因此，其经验方中常用健脾益肾配伍解毒散瘀之品，可达到增效减毒的效果[26]。

3.5 药物聚类分析 聚类分析得到 5 首聚类方。C1：法半夏、茯苓、白术、陈皮、党参、浙贝母。法半夏、茯苓、白术配伍陈皮理气健脾、燥湿化痰，补气行气结合，输布气机，助气运化；浙贝母清热化痰、解毒散结，党参补中益气、养血生津。此组方清热化痰、益气散结，对痰热型肺癌疗效较佳。C2：丹参、山慈菇、甘草、黄芪、白花蛇舌草、半枝莲、人参、桑白皮。丹参活血止痛、凉血消痈，与山慈菇、白花蛇舌草、半枝莲合用可加强消瘤散结之功，具有较好的抑瘤效果；加入黄芪与人参益气生津养血，辅以桑白皮泻肺平喘，甘草调和诸药。此方标本兼顾，既解毒散结又平喘止咳，且丹参、黄芪、人参组合可保护肝脏，增强免疫力。C3：枸杞子、灵芝。枸杞子入肝、肾经，具有滋肾补肝的作用。现代药理研究表明，枸杞子具有显著的抗肿瘤、增强机体免疫力的作用[27]。灵芝归肺、心、脾经，具有补益气血、滋阴安神之效。研究表明，灵芝多糖和三萜类化合物可通过诱导细胞凋亡、免疫调节、抗血管生成、阻滞细胞周期等达到抗癌目的[28]。C4：麦冬、百合、臭牡丹、桔梗。麦冬与百合合用增强养阴生津、润肺止咳之力，辅以桔梗宣肺利咽、祛痰排脓，臭牡丹解毒散瘀、活血消肿。此组方具有润肺止咳、祛痰散结之效，可治咳嗽、咳痰等肺癌症状。C5：瓜蒌皮、重楼、北沙参。瓜蒌皮味甘性寒，归肺、胃经，可清肺化痰、宽胸散结，配伍北沙参滋阴润燥、清肺化痰，可助涤痰散结。重楼为苦寒之品，有清热解毒、消肿止痛之功。研究表明，重楼皂苷可促进肺癌细胞氧化应激反应及细胞凋亡[29]，有较好的抗癌作用。现代湖湘名中医黄立中教授提出，肺癌治疗之本在于消除癌肿，以扶正祛邪为主要治则，但需根据变症灵活用药，如配伍止咳、平喘、化痰、燥湿、补肝、滋阴等药物，用药当尽量平和，补当平补偏凉，攻当平伐偏温，忌用过寒或过热之品[30]。因此，临床治疗肺癌不可固守原方原法，需整体把握患者病情，随证加减，因人制宜，辨证论治，如此方能使肺癌患者真正长期带瘤生存。

综上所述，现代湖湘名中医治疗肺癌多从肝、肺、胃、脾论治，治法以活血散瘀、行气止痛、清热解毒为主，多用苦寒之品，辅以甘温之品扶正固本，组方配伍灵活多变，攻补兼施，从而达到标本兼治、扶正祛邪的目的。本研究基于数据挖掘技术初步探析了现代湖湘名中医治疗肺癌的用药规律及学术思想，可为临床医师运用中医药治疗肺癌提供新思路与新方法。但本研究也存在一定的局限性，本研究缺乏舌脉、药量、证型方面的分析，在今后的研究中需进一步扩大样本量，补充详尽的样本信息，深入挖掘现代湖湘名中医治疗肺癌的用药经验。

参考文献

[1] SUNGH, FERLAYJ, SIEGELRL, et al. Global cancer statistics 2020：GLOBOCAN estimates of incidence and mortality worldwide for 36 cancers in 185 countries [J]. CA：A CancerJournal for Cli - nicians, 2021, 71 (3)：209 - 249.

[2] 中国医师协会肿瘤医师分会，中国医疗保健国际交流促进会肿瘤内科分会. Ⅳ期原发性肺癌中国治疗指南（2021年版）[J]. 中华肿瘤杂志，2021，43（1）：39-59.

[3] 张璐砾，易法银. 湖湘地方医学研究概述[J]. 中国民族民间医药，2012，21（10）：23-24.

[4] 万胜. "湖湘五大名老中医"学术思想研究[D]. 长沙：湖南中医药大学，2011.

[5] 中华医学会肿瘤学分会，中华医学会杂志社. 中华医学会肿瘤学分会肺癌临床诊疗指南（2021版）[J]. 中华肿瘤杂志，2021，43（6）：591-621.

[6] 国家药典委员会. 中华人民共和国药典·一部[M]. 北京：中国医药科技出版社，2020.

[7] 国家中医药管理局《中华本草》编委会. 中华本草[M]. 上海：上海科学技术出版社，1999.

[8] 苏婉，徐振晔. 历代中医医籍中肺癌相关文献概述[J]. 中医文献杂志，2010，28（1）：53-55.

[9] 许金. 中医在肺癌治疗中的作用[J]. 家庭医学（下半月），2022，678（2）：16-17.

[10] 王银山. 蔡光先教授论肺癌病因病机治则及用药特色[J]. 中医药学刊，2003，21（1）：27-28.

[11] 陈坤飞，周天梅. 国医大师熊继柏辨治肺癌特色[J]. 浙江中医杂志，2023，58（4）：238-240.

[12] 张芳红，朱公建，王晓敏，等. 甘草查尔酮B对人非小细胞肺癌A549细胞增殖和凋亡的影响[J]. 甘肃医药，2022，41（5）：385-388，422.

[13] 张志宏，王春梅，李贺，等. 黄芪甲苷通过JAK/STAT3信号通路抑制肺癌细胞增殖和迁移的作用机制研究[J]. 北华大学学报：自然科学版，2022，23（6）：775-779.

[14] 杨琪，段俊颖，王雪林，等. 黄芪多糖对肺癌A549细胞自噬的作用及机制研究[J]. 中国临床药理学杂志，2022，38（12）：1329-1333.

[15] 周林水，吕昕，郑苏群. 基于PI3K/Akt通路探讨白花蛇舌草对EGFR-TKIs抵抗的A549细胞的增殖抑制作用[J]. 药物分析杂志，2021，41（11）：1931-1939.

[16] 熊常州，韩坤余，陈彦蓓，等. 基于网络药理学和分子对接技术探究半夏治疗肺癌的作用机制[J]. 中医药信息，2022，39（11）：26-34.

[17] 唐梁粮，宁伟雄，杨闯，等. 胡学军治疗肺癌经验[J]. 湖南中医杂志，2020，36（5）：29-30.

[18] 韩坤余，熊常州，辜关润，等．从"肝肺循环轴"论治肺癌［J］．云南中医学院学报，2022，45（6）：1-4.

[19] 杨明明，张玉桥，白鹿原，等．从肝论治肺癌［J］．中医学报，2019，34（12）：2504-2506.

[20] 易玲，唐蔚，潘博，等．全国名中医潘敏求治疗肺癌经验［J］．湖南中医杂志，2022，38（4）：38-41.

[21] 晏程远，程丑夫．程丑夫教授治疗肿瘤经验浅探［J］．湖南中医药大学学报，2014，34（3）：33-36.

[22] 吴晓龙，崔思远，王琰，等．中药半枝莲有效成分抗肿瘤作用机制研究进展［J］．中华中医药杂志，2018，33（4）：1459-1462.

[23] 代甜甜，韦雅芝，胡宴彬，等．基于网络药理学和分子对接探讨"半枝莲-白花蛇舌草"抗肺癌的作用机制［J］．山东化工，2022，51（4）：54-58，62.

[24] 孙小单，王天鸣，李慧，等．人参皂苷Rh2抑制人非小细胞肺癌细胞增殖的机制研究［J］．中草药，2022，53（2）：441-448.

[25] 陈源，李晓云，刘宏壁，等．灵芝乙醇提取物对肺癌细胞增殖抑制的作用及分子机制［J］．华西药学杂志，2022，37（4）：376-379.

[26] 蔡美，田莹，宁鹤丽．中药益肺饮与化疗治疗老年晚期非小细胞肺癌的临床对比观察［J］．湖南中医药大学学报，2013，33（3）：65-68.

[27] 王庆兰，张学仁，郭长强，等．枸杞子抗肿瘤作用研究综述［J］．时珍国医国药，2000，11（6）：559-560.

[28] 王梦晨，张雪涟，陈向东，等．灵芝三萜与灵芝多糖抗肿瘤作用及其机制研究进展［J］．中国实验方剂学杂志，2022，28（5）：234-241.

[29] 赵玲，彭湃，冯沛贝，等．重楼皂苷通过JNK/p53诱导肺癌细胞铁死亡的作用机制研究［J］．实用癌症杂志，2023，38（5）：713-717.

[30] 张思泉，龚辉，戴新军，等．黄立中教授治疗肺癌验案赏析［J］．中医药导报，2016，22（3）：34-35.